U0110658

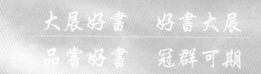

大展好書　好書大展
品嘗好書　冠群可期

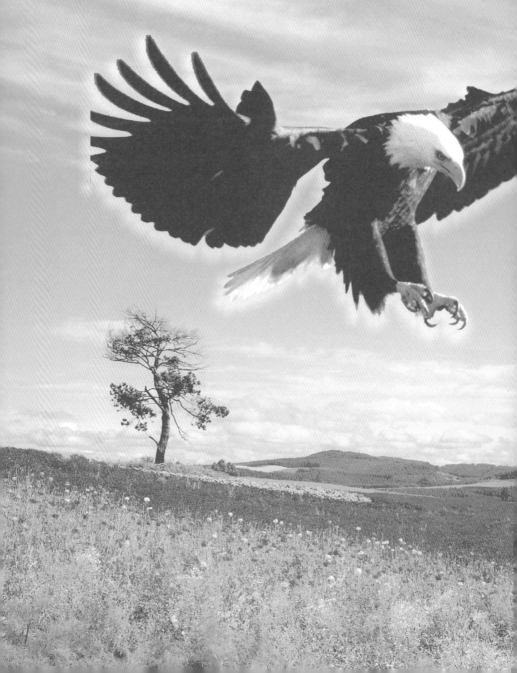

大展好書　好書大展
品嘗好書　冠群可期

中醫保健站：97

李可 古中醫學堂

左季雲證治實驗錄

左季雲 著

大展出版社有限公司

國家圖書館出版品預行編目資料

左季雲證治實驗錄／左季雲著
—初版—臺北市，大展，2020 [民 109.04]
　面；21公分-（中醫保健站：97）
ISBN　978-986-346-293-4（平裝）
1. 辨證論治 2. 中醫理論 3. 病例
413.25　　　　　　　　　　　109001326

左季雲證治實驗錄

著　　者/左 季 雲
責任編輯/宋　　偉
發 行 人/蔡 森 明
出 版 者/大展出版社有限公司
社　　址/臺北市北投區（石牌）致遠一路 2 段 12 巷 1 號
電　　話/（02）28236031，28236033，28233123
傳　　真/（02）28272069
郵政劃撥/01669551
網　　址/www.dah-jaan.com.tw
E-mail/service@dah-jaan.com.tw
登 記 證/局版臺業字第 2171 號
承 印 者/傳興印刷有限公司
裝　　訂/佳昇興業有限公司
排 版 者/菩薩蠻數位文化有限公司
授 權 者/山西科學技術出版社
初版 1 刷/2020 年（民 109）4 月
定價 / 330元

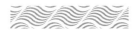 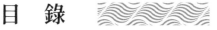

目　錄

第一編

雜病辨證診治

第一章
別症變症

傷寒本症之外有別症、有變症，別症者，其病與傷寒相類，實非傷寒是也。變症者傷寒本不當此遷延時日，或因雜藥誤投其病變態百出也。其症不備則必驚疑淆惑而無所措手，故備錄之，庶不致臨床徬徨。

● 第一節　藏　結

藏字指血室胞宮而言，凡男子女人皆有，乃下焦一夾室也。

一、藏結如結胸狀，飲食如故，時時下利。寸脈浮，關脈小細沉緊，名曰藏結。舌上白苔滑者難治。

二、藏結無陽症，其人反靜，舌上苔滑者不可攻也。

三、病脅下素有痞，連在臍旁，痛引少腹，入陰經者，此名藏結死。

（一）藏結即今人所謂縮陰症，入陰筋者，將陰筋引入於內即縮陰症是也。

（二）少腹曰陰筋，則其所謂藏結。如指胞宮勿疑。胞宮者，何乃腎肝所司，腎敗陽敗而始結也。

藏結與結胸，皆下後邪氣乘虛入裡所致，熱多與陽明相結為結胸。寒多與陰相結為藏結，所現脈證皆為陰象。舌上苔滑，則上焦亦寒，全無陽象，故曰難治。曰不可攻，然猶有治法。

至素有痞疾則中氣已傷，連及臍旁、少腹併入陰經，則上下俱病陰極陽竭不死何待。

● 第二節　冷　結

病者手足厥冷言我不結胸小腹滿按之痛者，此冷結在膀胱關元也。

● 第三節　除　中

一、傷寒脈遲六七日，而反與黃芩湯撤其熱。脈遲為寒，今與黃芩湯復除其熱，腹中應冷當不能食，今反能食，此名除中必死。

二、微則為欬欬則吐逆下之，則欬止而利固不休利不休，則胸中如蟲齧，粥入則出，小便不利，兩脅拘急喘息為難，頸背相引臂則不仁，極寒反汗出，身冷若冰，眼睛不慧，語言不休，而穀無多入，此為除中，口雖欲言，舌不得前。

三、傷寒始發熱，六日厥反，九日而利，凡厥利者當不能食，今反能食者，恐為除中。

● 第四節　伏　氣

伏氣之病以意候之，今月之內欲有伏氣，假令舊有伏氣，當須脈之。若脈微弱，當喉中痛，似傷寒，非喉痺也。病人云，實咽中痛，雖爾，今復欲下痢，《活人書》云，伏氣之病，謂非時有暴寒中人，伏於少陰經，始不覺病，旬月乃發，脈便微弱，法先咽痛似傷寒，非咽痺之

病，次必下利。始用半夏、桂枝、甘草湯主之，次用四逆湯主之。此病只六日便差，古方謂之腎傷寒也。

藥味及用量：炙甘草、半夏湯洗、桂心等份，每服（四錢）匕入生薑四片煎。放冷少少含咽之。

● 第五節　晚　發

脈陰陽俱緊，至於吐利，其脈獨不解，緊去人安。若脈遲至六七日不欲食，此為晚發，水停故也。為未解，食自可者，為欲解。

一、《活人書》云：傷寒病三月，至夏為晚發。

二、溫病類編云：若冬傷於寒，至夏而變為熱病者，此則遇時而發，自內達表之病，俗謂晚發是也。又非暴中暑熱，新病之可比。但新中暑病脈虛，晚發熱病脈盛，此謂堂之論溫熱也。

三、歸安吳氏曰：晚發者，夏受暑濕之邪，留伏於裡，至秋新邪引動而發也。其證與瘧疾相似，但寒熱模糊，脈象沉滯，舌苔黏膩，脘痞煩悶，午後更熱，天明汗解或無汗，清晨稍解，此暑濕之邪，留著於裡，最難驟癒，治法不外三焦主治。

● 第六節　痙

一、太陽病發熱無汗，反惡寒者名曰剛痙。金匱治剛痙用葛根湯，大承氣湯。

二、太陽病發熱汗出不惡寒者名曰柔痙。柔痙用栝蔞、桂枝湯，即桂枝湯加栝蔞（二兩）。

三、太陽病發熱太多因致痙。

四、太陽病發熱脈沉而細者名曰痙。此言痙脈。

五、病身足寒頸項強急惡寒，時頭熱面赤目赤，獨頭搖卒口噤背反張者痙病。此言痙象。

● 第七節　濕

一、太陽病，關節疼痛而煩，脈沉而細者，此名濕痺之候，其人小便不利，大便反快，但當利其小便。

二、濕家之為病，一身盡痛發熱身黃（色如薰黃）。此濕熱在表症也。

三、濕家下之，額上汗出，微喘，小便利者死，若下利不止者亦死。

四、濕家下之，其人但頭汗出，背強，欲得被覆向火若下之，早則噦或胸滿，小便不利，舌上如苔者，以丹田有熱，胸中有寒，渴欲得水而不能飲，則口燥煩。治宜黃連湯。胸中有寒係以舌上如苔白滑知之。

五、濕家病，身上疼痛，發熱，面黃而喘，頭痛鼻塞而煩，其脈大。自能飲食腹中和無病，病在頭中。寒濕，故鼻塞，內藥鼻中則癒。

濕證發黃區別如下：

內經所謂因於濕首如裡是也，宜瓜蒂散。

（一）濕熱在表：梔子檗皮湯。

（二）濕熱在裡：茵陳蒿湯。

（三）寒濕在裡：白朮附子湯。

（四）寒濕在表：麻黃加朮湯。

● 第八節　風　濕

一、問曰：風濕相搏一身盡痛，法當汗出而解，值天陰雨不止，醫云此可發汗，汗出不癒者何也？

答曰：發其汗，汗大出者，但風氣去，濕氣在，是故不癒也。

若治風濕者發其汗，但微微似欲汗出者，風濕俱去也。

此言治法：病者一身盡痛，發熱日晡所劇者，此名風濕。此病傷於汗出當風或久傷取冷所致也。

二、風濕脈浮肢體痛重不可轉側，額上微汗不欲去被或身微腫。

● 第九節　濕　溫

兩脛逆冷，胸腹滿，多汗，頭目痛苦妄言，其脈陽濡而弱，陰小而急，不可發汗，治在太陰（見《活人書》）。

● 第十節　溫　毒

冬時觸冒疹毒，至春始發，肌肉發斑隱疹，如錦紋，或咳嗽心悶，但嘔清汁。

● 第十一節　暍

一、太陽中熱者暍是也，其人汗出惡寒，身熱而渴也。

二、太陽中暍者，身熱痛重，而脈微弱，此亦夏月傷冷水，水行皮中所致也。

三、太陽中暍者，發熱惡寒身重而疼痛，其脈弦細芤遲，小便已灑灑然毛聳，手足逆冷，小有勞身即熱，口開前板齒燥。若發汗，則惡寒甚加，溫針則發熱甚，數下之則淋甚。

● 第十二節　陰　毒

手足厥冷，背強，臍腹觸痛，咽痛，短氣，嘔吐，短氣下利，身如被杖，或冷汗煩渴，或指甲面氣青黑，煩躁而渴，脈沉細欲絕，而一息七至，宜灸氣海、丹田三二百壯，或蔥熨臍中。氣海在臍下一寸五分，丹田在臍下二寸。

● 第十三節　陽　毒

發躁狂走妄言、面赤、咽痛，身斑斑若錦紋，或下利赤黃，脈洪實滑促或舌捲焦黑，鼻中如煙煤，宜用布漬冷水搭於胸上蒸熱數換（《活人書法》）。

● 第十四節　溫　病

冬時受寒，藏於肌膚，至春而發。

● 第十五節　熱　病

寒氣至夏而發，俱與傷寒相似。

● 第十六節　兩　感

一、太陽與少陰。

二、陽明與太陰。

三、少陽與厥陰。

● 第十七節　風　溫

其人素傷於風，因復傷熱，其脈尺寸俱浮，頭疼身熱，常自汗出，體重而喘，四肢不收，默默但欲眠。發汗則譫語煩躁，狀若驚癇。

● 第十八節　溫　疫

一歲之中男女老少之疾相似其狀不一。

● 第十九節　腳　氣

頭痛身熱肢體痛，大便秘，嘔逆腳屈弱。

● 第二十節　多　眠

有風溫症、有少陰症，有小柴胡症、有狐惑症。

● 第二十一節　狐　惑

狀如傷寒或傷寒後變症，默默欲眠，目不能閉，不欲飲食，面乍白、乍赤、乍黑，蟲食其喉為惑其聲嗄，蝕其肛為狐。其咽乾爛見五臟則死。當視其唇，上唇有瘡，蟲食其臟，下唇有瘡，蟲食其肛，多因下利而得濕䘌（肛蟲

也）之病亦相似。

● 第二十二節　百　合

此亦傷寒變症百脈一宗，悉致其病（百脈一宗乃肺病
也。故《金匱》用百合治之）。其狀欲食，復不能食，默
默欲臥，復不能臥，欲行復不能行。飲食或有美時，或有
惡聞臭時，如寒無寒，如熱無暑，小口赤，藥入口即吐，
如有神靈者。

● 第二十三節　刺　法

古聖人治病之法，針灸為先，《靈》、《素》所論皆
為針灸而設，即治傷寒亦皆用針刺，《熱病篇》所載是
也。

至仲景專用湯劑治傷寒尤為變化神妙，然亦有湯劑所
不能癒而必用刺者。仲景亦不能捨此而為治，後人豈可不
知故另考明諸穴以附於後。

屍厥之刺法：

少陰脈不至，腎氣微少，精血奔氣促迫上入胸膈，宗
氣反聚血結心下，陽氣退下熱歸陰肢與陰相動，令身不
仁，此為屍厥，當刺期門巨闕（見平脈法）。

一、期門穴部位

期門二穴在第二肋端不容穴旁各一寸五分，上直兩
乳，足太陰厥陰維之會，舉臂取之刺入四分灸五壯肝募
也。

二、巨闕穴部位

巨闕一穴在鳩尾（一寸）任脈氣所發，刺入六分留七呼灸五壯心募也。

三、縱刺期門

傷寒腹滿譫語，寸口脈浮而緊，此肝乘脾也，名曰縱刺期門。「縱者克其所勝放縱不收也」。

四、橫刺期門

傷寒發熱嗇嗇惡寒，大渴欲飲水其腹為滿，自汗出，小便利，其病欲解，此肝乘肺也，名曰橫刺期門（橫者犯其所不勝橫逆犯上也，刺期門皆所以泄肝之盛氣，期門穴見前）。

五、刺期門

太陽與少陽並病，頭項強痛或眩冒，時如結胸心下痞硬者，當刺大椎第一間肺俞肝俞慎不可發汗，發汗則譫語，脈強，五六日譫語不止刺期門。

（一）大椎一穴，在第一椎陷者中三陽督脈之會刺入五分灸九壯。

（二）肺俞二穴在第三椎下兩旁各一寸五分，刺入三分留七呼灸三壯。

（三）肝俞二穴在第九椎下兩旁各一寸五分，刺三分留六呼灸三壯。

六、大椎肺俞肝俞

太陽少陽並病心下硬，頭項強而眩者當刺大椎，肺俞肝俞慎勿下之，陽明病下血譫語者，此為熱入血室，但頭汗出者刺期門，隨其熱而瀉之濈然汗出者癒。此男子熱入

血室之症，婦人亦見之（見小柴胡條下）。凡治溫病可刺五十九穴。

（一）內經熱俞五十九頭上五行，行五者以越諸陽之熱逆也。

（二）大杼膺俞缺盆背俞此八者以瀉胸中之熱也。

（三）氣街三里巨虛上下廉此八者以瀉胃中之熱也。

（四）雲門髃骨委中髓空此八者以瀉四肢之熱也。

（五）五臟俞旁五此十者以瀉五臟之熱也。

凡此五十九穴者皆熱之左右也。

第二章
類傷寒辨

凡感四時六淫之邪而病身熱者，今人悉以傷寒名之，是傷寒者熱病之總名也。其因於寒者自是正病。若夫因暑因濕因燥因風固六淫之兼氣或非時之戾，氣發為風溫濕溫病寒疫等證皆類傷寒耳。病熱雖同，所因各異，不可概以傷寒法治之。且傷寒正病絕少類證。尤多苟不辨明未免有毫釐千里之差準繩獨以類證並諸首亦以辨證為先務也，用仿其意首列類證。

一、傷寒
自霜降以後天氣寒凝感之而病者傷寒也。

二、冬溫
霜降以後，當寒不寒，乃有非節溫暖，因而衣被單薄

以致感寒而病者曰冬溫。

三、溫病

春時天道和暖，有人壯熱口渴而不惡寒者溫病也，以辛溫藥汗之則壞矣。

溫病者冬月伏寒化熱至者而發，所謂春時陽氣發於冬時伏寒者是也。

若天冷尚寒，冰雪未解，感寒而病者，亦傷寒也。

四、風溫

風溫者，溫病而兼新風發汗己則風氣而溫氣發故身灼熱也。頭痛身熱與傷寒同而脈尺寸俱浮，自汗出身重默默但欲眠，鼻鼾語言雜出、四肢不收者，風溫也，不可發汗。

五、熱病

夏至以後時令炎熱，有人壯熱，身痛煩渴而不惡寒者，熱病也。熱病與中暑相似，但熱病脈盛，中暑脈虛。

六、暑病

太陽中熱暍是也，發熱惡寒，身重而疼痛，汗出而渴，脈弦細芤遲或微弱，暑病也。

七、霍亂

病嘔吐而痢，腹痛汗出，惡寒發熱或吐或利而頭痛發熱者霍亂也。

凡中風中暑、中氣中毒中惡、霍亂一切猝暴之病，用薑汁與童便服，並可解散蓋下氣、開痰，更假童便以降火也。

八、寒疫

三月以後八月以前，天道或有非時暴寒感之，而病者時行寒疫也（此寒疫亦傷寒也，不得以正疫治之）。

九、痙病

身熱足寒頸項強急，惡寒時頭熱面赤目腫赤，獨頭動搖卒口噤背反張者，痙病也。

太陽病發熱無汗反惡寒者為剛痙，發熱汗出不惡寒者為柔痙。

十、濕溫

夏月有病頭目痛譫語多汗，身不甚熱，兩脛逆冷，四肢沉重，胸腹滿而渴者，濕溫也。其人常傷於濕因而中暑，濕熱相搏故發此病，不可發汗。

尤氏云，濕溫者，溫氣而兼濕邪，濕能生溫，溫亦生濕也。

十一、濕痺

太陽病關節疼痛而煩，脈沉而細者此名濕痺，其候小便不利。

十二、風濕

病者一身盡疼痛，發熱日晡劇，脈浮虛而澀，額上微汗，惡風不欲去衣或四肢浮腫，此風濕也，不可大發汗，若汗大出者風去濕不去，但令微微似欲汗出者風濕俱去也。

【附】胃脹脾脹辨

凡飽食傷胃而脹，宜消導之。脾虛不能消食而脹，宜補之，以助其轉化。醫者不察乃一下再下，致腹大無紋，

臍突，背脾腎皆傷，不死何待。

以上十一證同傷寒施治。

胃實心腎不交與脾虛心腎不交辨。

張仲景：因胃實致心腎不交用承氣湯下之。用和因脾虛致心腎不交制歸脾湯補之，皆是黃婆牽合之意。

（一）**傷食**：頭痛發熱，與傷寒同，而身不痛，右關短滑，左脈和平者，傷食也。中脘必痞悶。亦有停食兼感寒者，人迎氣口脈俱大。

冷廬醫話云：傷食者往往發熱口渴，有似外感，辨之之法以皮硝二錢用紙（紙須厚而堅）包固，縛置胃脘，靜臥數刻，啟紙視之，皮硝若濕便是傷食，傷之輕者，此亦可以硝化，傷之重者其濕必更甚，乃服消食藥可也。

前證醫案：彭道明妻病中食羊胎二碗，致患傷食，予以皮硝置胃之法辨之，濕紙數張甚效。

食積發熱及夜發煩，其狀手足心腹熱胸滿，噦呃，大便不調，日晡及夜發煩。

宜枳殼、厚朴、大黃消去之則不壅熱矣。勿謂虛人無實證也。

（二）**痰**：憎寒發熱，惡風自汗，胸滿氣上衝，咽不得息，與傷寒相似，而頭不痛或時痛時止，其脈緊而不大者，痰也。

痰在上焦則寸口脈沉、滑或沉伏，痰在中焦，則右關脈滑大，有氣鬱則沉而滑，夾食則短而滑，凡脈弦滑者，有痰飲，偏弦者主飲，沉弦者有懸飲內痛。

熱證見白潤苔者，亦痰盛於中，潮氣上蒸也。

1. 驗痰法：寒痰清、濕痰白、風痰咸（外感）、熱痰黃、火痰綠、食痰黏、酒痰穢、驚痰結、鬱痰濁、虛痰薄、風痰涎（膽風）、老痰膠、頑痰韌、結痰悶。

總之新而輕者痰色清白稀薄，久而重者痰色黃濁稠黏甚至膠韌凝結。咳咯難出漸成穢氣，變黑帶紅，則為陰虛火痰，朝涼夜熱。

白痰非盡屬寒，何西池云：辨痰之法，古人以黃稠者為熱，稀白者為寒，此特言其大概而不可泥也。

以外感言之傷風咳嗽，痰隨嗽出頻數而多，色皆稀白，誤作寒治，多致困頓。

蓋火盛壅逼頻，咳頻出停留不久故未至於黃稠耳。

迨火衰氣平咳嗽漸息痰之出者半日一口反黃而稠綠，火不上壅痰得久留，受其煎煉使然耳。

故黃稠之痰火氣尚緩而微，稀白之痰火氣反急而盛也。

此當用辛涼解散而不宜於溫熱者，推之內傷亦然。孰謂稀白之痰必屬於寒哉。

總須臨證細審，更參以脈，自可見也。綠痰且臭案（見後）。

腎水上泛為痰，嗽出如沫而味鹹，宜八味地黃，溫補腎氣，為君，去丹皮恐辛散肺氣，臣以紫石英溫納腎氣，又理虛元鑑載粗工每以陳皮朴枳治痰之標，不知痰薄而白其味多鹹者，此乃腎水上泛化而為痰，但於清金劑中加牛膝、車前導水下行，上安其位，金水平調，天地清肅，則不治痰而痰自治矣。

2. 痰之脈象：痰在上部，寸口脈浮滑，痰在中部，右關脈滑大，痰在下部，尺部洪滑。

3. 治法：或胸滿氣粗，語出無倫，此夾痰如見祟，加蘇子、枳實、芩連、栝蔞、貝母、桔梗、山梔、前胡，薑汁調，晨研溫服。

蔞仁——主老痰為潤肺利膈之品。

芥子——主結痰為寬胸行肋之品。

蘇子——主郁痰為利膈定喘之品。

常山——主積痰為截瘧散邪之品。

竹茹——主熱痰為涼膈寧神之品。

竹瀝——主火痰為導熱補陰之品。

薑汁——主行痰為通絡宣壅之品。

海石——主豁痰為軟堅消結之品。

皂莢——主搜痰為袪濁稀涎之品。

橘紅——主諸痰為利氣化滯之品。

貝母——主虛痰為清熱開鬱之品（此藥開鬱二字最重）。

半夏——主濕痰為燥脾逐寒之品。

花粉——主熱痰為止渴生津之品。

（三）腳氣：發熱憎寒，頭痛、肢節痛、嘔惡與傷寒相似而痛起自腳，腳膝腫痛，兩脛腫滿或枯細，大便堅者，腳氣也。

（四）諸癰證脈：

1. 內癰：脈浮數發熱，灑淅惡寒若有痛處，飲食如常者，內癰也。

2. 肺癰：胸中隱隱痛振寒，脈數，咽乾不渴，口中咳時出濁唾腥臭，久而吐膿者，肺癰也。

3. 腸癰：小腹重，皮急，按之痛，便數如淋，久必便膿血，時時汗出復惡寒，脈滑而數者，腸癰也。

小腹兩旁屬肝，居中為衝脈。左腳不能舉動，是其徵也，俗名縮腳腸癰，脈大而數，右尺為甚，令人按腹，手不可近。

腹內隱痛，小便如淋，皮膚錯縱，而脈滑數，脈滑數則膿已成。

4. 治法：宜榮衛返魂湯，加金銀花為君。或薏苡仁、栝蔞各三錢、丹皮、桃仁各三錢。

（五）**虛煩**：煩熱與傷寒相似而脈不浮緊，頭痛而身不痛。不惡寒，或煩時頭亦痛，煩止而痛止者虛煩也。

（六）**蓄血**：發熱如傷寒，而其人有所從高墜下，跌撲損傷或盛怒叫呼或強力負荷，無何而病，小便自利，口不甚渴，按胸肋臍腹間有痛處，或手不可近者，蓄血也。

（七）**黃耳**：發熱惡寒，脊強背直，似有痙狀，耳中策策作痛者，黃耳也。此乃太陽風入腎經。

1. 內治：以荊防敗毒散加蟬蛻、黃芩、赤芍、紫荊皮。

寒邪重者，以小續命湯加白附、天蟲、天麻。

2. 外治：法用苦參磨水滴耳中。

一耳紅腫，用蔥汁滴耳中甚效。出瘍科選粹。

（八）**赤胸**：發熱惡寒，頭痛似傷寒，而胸膈赤腫疼痛者，赤胸也。屬少陽風熱。

1. 內治：以荊防敗毒散加芩連、栝蔞、元參、赤芍、升麻、紫荊皮。德按紫荊皮苦平，花梗功同，活血行氣，消腫解毒，治婦人血氣疼痛，經水凝澀。大便燥實加大黃。

2. 外治：用三棱針刺其血，則腫消痛止矣。

以上八證不同傷寒施治。

按傷寒類證雖多，唯溫熱關於傷寒為尤重，以今之傷寒大半屬於溫熱也。且治法不侔，試別如下：

1. 傷寒入足經而溫邪兼入手經。

2. 傷寒宜表，而溫邪忌汗。

3. 傷寒藥宜辛溫，而溫邪藥宜辛涼。

苟不明辨必有誤治，茲特以溫熱立論，而以溫熱之法為正治焉。

（九）實邪：按繆仲醇論傷寒溫疫癰疽痘疹瘧疾諸病皆由實邪所發，自裡發出於表者吉，由表陷入於裡者凶，試分論於下：

1. 傷寒溫疫：論曰傷寒溫疫初發邪在於表，必頭痛身熱，病屬三陽，即於此時急表散之。

（1）冬月即病宜用辛溫、辛熱以汗之。

（2）春溫夏熱宜用辛涼、辛寒、甘寒以汗之，汗後身涼脈靜，無所傷犯，病不復作而癒。

（3）如投藥濡滯，或病重藥輕不散之於表，致邪熱內結，病屬三陰，須下乃癒。內虛之人不勝下藥多致危殆。

（4）又有少陰咽痛等證，則又不宜於下，或成狐惑

蟲食肛門種種雜治之證，皆失於不早散故也。

2. 癰疽：癰疽皆由榮家實熱氣逆所結，急宜涼血、活血散結，解毒大劑連進，內外夾攻，務使消散，即勢大毒盛一時不能散盡亦必十消七八，縱使潰膿保無大害，若失於救治，使熱毒內攻其膜必壞，則神人不能救矣。

3. 痘瘡：痘瘡之害多在血熱，解於一二日內者十全八九，若遲則熱毒內攻，陷入於裡，腸胃當之必致大便作泄，乳食不化或神昏，悶亂，便閉腹脹，則十不救一，除是稟受虛寒方堪補托，濟以溫熱可救危急。

4. 疹：若夫疹家便須速用辛寒、甘寒、苦寒之劑，清涼發散十不失一。假令病重藥輕或治療後期或誤投溫熱則邪熱內攻，煩躁悶亂不可救藥矣。

5. 瘧：瘧本暑邪，法當解肌。

若元氣先虛之人，脾胃薄弱，誤投破氣消食克伐之藥。則中氣愈虛，邪反內陷，必便膿血，治或失宜多成腹脹，馴至不救，往往而是。

以上之五證皆須急治，要以自裡達表者吉，自表陷裡者凶，故藥宜解散通利，最忌收澀破氣及諸溫補，其關乎死生者最大，故特表而出之。

第三章
望　診

● 第一節　察形氣

　　東垣曰：病來潮作之時，精神增添者是為病氣有餘，若精神睏乏是為病氣不足。不問形氣有餘不足，只取病氣有餘不足也。

　　夫形氣者形盛為有餘，消瘦為不足。察口鼻中氣勞役如故，為氣有餘。若喘息氣促、氣短或不足以息為不足。當瀉當補全不在此，只在病勢潮作之時精神困弱，語言無力，懶語者急補之。

　　林慎庵曰：按東垣言雖如此，然予常見傷寒熱病，熱甚者則熱傷氣亦必精神睏倦，語言無力，問之不答，此大實有羸狀也，然必有大實熱之脈證呈見方是實證。

　　東垣所云：亦必有虛寒之證脈可參，故審形氣又當以脈證合現方得真實病情也。

● 第二節　形

　　形體充大而皮膚寬緩者壽，形體充大而皮膚緊急者夭。

● 第三節　氣

　　血實氣虛則肥，氣實血虛則瘦，肥者能寒不能熱，瘦

者能熱不能寒（能讀耐）。

● 第四節　形脈合參

形澀而脈滑，形大脈小，形小脈大，形長脈短，形短脈長，形滑脈澀，肥人脈細小，輕虛如絲，羸人脈躁俱凶。

● 第五節　神關生死

經曰：得神者昌，失神者亡，善乎神之為義，此死生之本，不可不察也。

● 第六節　生死在脈之有神無神

以脈言之則脈貴有神，脈法曰：脈中有力即為有神，夫有力者非強健之謂，謂中和之力也。

大抵有力不失和緩，柔軟中不失有力，此方是脈中之神，若其不及即微弱脫絕之無力也，若其太過即弦強真藏之有力也，二者均屬無神皆危兆也。

● 第七節　生死在形之有神無神

以形證言之，則目光精彩，言語清亮，神思不亂，肌肉不削，氣息如常，大小便不脫，若此者，雖其脈有可疑，尚無憂慮，以其形之神在也。

若目暗睛迷，形羸色敗，喘急異常，泄瀉不已或通身大肉已脫，或兩手尋衣摸床，或無邪而言語失倫，或無病而虛中見鬼，或痛脹滿而補瀉皆不可施，或病寒熱而溫涼

皆不可用，或忽然暴病即沉迷煩躁、昏不知人，或一時卒倒即眼閉口開手撒遺尿，若此者雖其脈無凶候必死無疑，以其形之神去也。

再以治法言之，凡藥食入胃所以能勝邪者，必須胃氣施布藥力始能溫吐汗下以逐其邪。若邪氣勝，胃氣竭者，湯藥縱下胃氣不能施化，雖有神丹其將奈之何哉。

所以有用寒不寒用熱不熱者，有發其汗而表不應行其滯而裡不應者，有虛不受補，實不可攻者，有藥食不能下咽或下咽即嘔者，若此者呼之不應，遣之不動，此臟氣元神盡失，無可得而使也。

是又在脈證之外亦死無疑者，雖然脈證之神若盡乎此，然有脈重證輕而知其可生者，有脈輕證重而知其必死者，此取證不取脈也。有證重脈輕而必其可生者，有證輕脈重而謂其必死者，此取脈不取證也。取捨疑似之間自有一種玄妙也。

● 第八節　察五官

靈樞五閱五使篇曰：鼻者肺之官也，目者肝之官也，口唇者脾之官也，舌者心之官也，耳者腎之官也。

一、肺病喘息鼻張。

二、肝病者眥青。

三、脾病者唇黃。

四、心病者舌捲短顴赤。

五、腎病者顴與顏黑。

● 第九節　部分內應五臟

一、天庭（闕上至髮際）：候頭面。

二、闕上（印堂之上名曰闕上）：候咽喉。

三、闕中（兩眉之間謂之印堂）：候肺疾。

四、山根（兩目之間在肺之下部）：候心疾。

五、年壽（即鼻柱）：候肝疾。

六、年壽兩旁：（年壽左右）：候膽疾。

七、鼻端（即準頭鼻孔）：候脾疾。

八、鼻孔（即方上）：候胃疾。

九、兩頰（耳前之下）：候腎疾。
與腰臍對故又候腰臍疾。

十、兩顴（頰內高骨）：候大腸疾。

十一、顴內（即兩顴之內）：候小府疾，小府謂小腸之府。

十二、面王（準頭下至於頦皆謂面王，面王者即人中承漿之部）：候子處膀胱疾。

十三、當顴（當兩顴骨之部）：候肩疾。

十四、顴外（顴骨之外）：候臂疾。

十五、顴外下（顴外之下）：候手部疾。

十六、根傍（山根兩傍目內眥）：候膺乳疾。

十七、繩上（頰外從頰骨上引回繩骨）：候背疾。

十八、牙車頰外（從頰骨下引曰牙車骨）：候股下膝脛足部疾。

● 第十節 面部證候

左腮為肝，右腮為肺，額上為心，鼻為脾，頦（音駭，頤下曰頦）為腎。

● 第十一節 望五色

（一）肝青；（二）肺白；（三）心赤；（四）脾黃；（五）腎黑。

● 第十二節 五色見於面以審生死

脈要精微論曰：赤欲如帛裹朱不欲，如赭白欲、如鵝羽不欲、如鹽青欲、如蒼壁之澤不欲、如藍黃欲、如羅裹雄黃不欲、如黃土黑欲、如重漆色不欲。如地蒼又五臟生成篇曰：青如翠羽者生、赤如雞冠者生、黃如蟹腹者生、白如豕膏者生、黑如鳥羽者生，此五色之見生也（以其鮮明潤澤也）。

五臟之氣色見青如草茲者死、黃如枳實者死、黑如煤炱者死、赤如衃血者死、白如枯骨者死。此五色之見死也（謂之枯澀無神氣也）。

潘碩甫曰：夫氣由臟發色隨氣，華如青黃赤白黑者也，如鵝羽蒼壁翠羽雞冠等類或有鮮明外露，或有光潤內含者氣也。氣至而後色彰，故曰：欲曰生。

若如赭鹽黃土滋枳實等類或晦暗不澤或悴槁不榮敗色已呈氣欲何有。故曰不欲且曰死，由此觀之則色與氣不可須臾離也。

　　然而外露者不如內含，內含則氣藏，外露則氣泄，亦尤脈之弦鉤毛石欲，其微不欲其甚，如經云以縞裹者正取五色之微見方是五藏之外榮，否則過於彰露與弦毛石之獨見而無胃氣，名曰：真藏者何以異乎。

● 第十三節　五色兼見面部之證候

　　（一）風則面青；（二）火則面赤；（三）躁則面枯；（四）濕則面黃；（五）寒則面黑；（六）虛則面白；（七）面黑陰寒；（八）面赤陽熱；（九）青黑兼見為風為寒為痛相值；（十）黃白兼見為虛為氣再者為濕；（十一）青白兼見為虛為風為痛三者。

● 第十四節　五色外見面部以審虛實生死

　　靈樞經曰：諸陽之會皆在於面，故面統屬諸陽。

　　中藏經曰：胃熱則面赤如醉人。

　　慎庵曰：按此乃足陽明胃經實熱之證方有此候，然有在經在腑之分。

　　外候再見身蒸熱汗大泄，口大渴，鼻燥唇乾，齒無津液，脈必洪大而長浮緩浮洪而數，此在經熱邪，當用白虎湯治之。

　　若面熱而赤甚，短氣，腹滿而喘，潮熱，手足濈然汗出，兼見痞滿燥實堅硬拒按之證，脈不浮而反沉實沉數，此熱結在中，為陽明腑證當下之，看熱邪淺深三承氣選用可也。

　　然胃中實熱面亦發赤第赤與熱甚微隱見，不若前經府

之實熱常赤不減並無外證之，可察為異耳即外有身熱亦微不若，前實證之炎歟也。脈浮濡而短弱，按之不鼓指。四君六君選用治之。

凡一切雜證，虛熱面赤亦必用此消息之自能無誤，觀面赤一證有表裡虛實，戴陽上下寒熱之不同，不可不細為深察而明辨也。

面白：凡肥人面白肌白，每氣，虛多濕，有痰屬濕證。

● 第十五節　面部證

一、面熱

面熱者，足陽明病，脈經云陽明氣盛有餘則身以前皆熱。

（一）治法：用調胃湯一錢、黃連一錢、犀角一錢。次用升麻加黃連湯。

（二）藥味及用量：升麻、葛根各一錢，白芷七分，連芩（酒制）各四分，炙甘草、白芍各五分，川芎、生犀末各三分，芥穗、荷葉各二分，黃耆七分。

二、面寒

經云：氣不足則身以前皆寒慄。

（一）治法：先用附子理中丸。

次用升麻湯加附子行其經絡。

（二）藥味及用量：升麻、葛根各一錢，黃耆、白芷各七分，炙甘草、荳蔻仁、人參各五分，黑附子泡七分，益智仁三分，連須蔥白同煎。

● 第十六節　面黚黑

一、面蒼

痰人面蒼肌黃赤，每血虛有火，有痰屬燥痰。

陽明之脈客於面，火盛血被煎耗則黑黚，殭蠶辛通陽明血脈故治黑黚。

二、面發麻

竇材曰：婦人產後發昏兩目澀，面上發麻，牙關緊急，此胃氣閉也。亦曰肝氣上逆，胃氣結而成厥，胃脈挾口環唇出於齒縫故見此證，令灸中脘五十壯即日癒。

原注若產後血厥食公白微湯。

面鼻得冷則黑，見格致余論（東垣）。

● 第十七節　望外感久病

一、外感不妨滯濁。

二、久病忌呈鮮明。

三、黃色見面不枯槁不浮澤為欲癒，暗淡者病從內生，紫濁者邪自外來，鬱多憔悴，病久瘦黃，山根明亮，須知欲癒之病，環口黑黲休醫已絕之腎。

● 第十八節　面垢與面腫治法

一、面垢均主白虎湯

如昔張家修、張森楷面俱色垢是。

二、溫證面腫

此乃陽明風熱，俗名捻頭瘟。當按頭腫條內表裡諸

方，如葛根、桔梗、牛蒡、防風、元參。癰膿發頤不在此例。

● 第十九節　驗蟲臌症法

一、面上淡黃之中有紅點與紅紋者是。

二、未飲作痛者是。

● 第二十節　望　舌

一、舌色光亮如鏡，神色萎頹，齒枯唇焦，津乾液涸，不治。

二、如舌鏡面不至萎頹，此係脾經濕痰蒙蔽，未可斷為死胎。

伏邪夾濕之舌苔：伏邪夾濕初起舌上白苔即厚而不薄、膩而不厚，或粗如積粉，或色兼淡黃，迨傳胃化火與糟粕相搏，方由白而黃，而燥，而黑。

暑濕溫濕之邪之舌苔：暑濕，溫濕之邪，其舌苔多黃白混合，似黃似白，或黃膩或灰黃，而皆不燥，此等舌苔即有下證或大便不爽，宜緩之下，以舌苔不燥。

有苔至黑而不燥者，或黃黑苔中有一二條白者，或舌前雖燥、舌根苔白厚者，皆夾濕夾痰飲之象。

風濕傷表，苔多滑白不厚。寒濕傷裡，苔多膩白而厚。

● 第二十一節　察舌部

五法云：舌者，心之竅也。臟腑有病必見之於舌，若津液如常，此邪在表而未傳裡也。

見白苔而滑者，邪在半表半裡之間，未深入於腑也。

見黃苔而乾燥者，胃腑熱甚而薰灼也，當下之；見舌上黑刺裂破及津液枯涸而乾燥者，邪熱已極，病勢危甚，乃腎水克心也，急大下之，十可一生。至於舌上青黑，以手摸之，無芒刺而津潤者，此直中寒證也。急投乾薑、附子，誤以為熱，必危殆矣。是舌黑者，又不可概以熱論也。

● 第二十二節　診舌之變態

望者不僅望其面色也，五官須發，並宜審也，而舌本苔色尤為至要，此古人未發之奧，王氏準繩，張氏醫通，葉氏溫熱論諸書，皆宜熟讀。更有諸書所未發言者如下：

一、淡白舌苔，亦有熱症。

二、黃厚滿苔，亦有寒證。

三、舌絳無津，亦有痰證。

當以脈證便溺參勘自得。

四、若燈下看黃苔，每成白色，諺曰：燈下黃金似白銀是也。

五、白苔啖酸物，能染為黑，均不可不知。

六、凡危難大症雖吐出之痰血，接出之便溺，亦當令病家取至庭中，望其色而審之，不可嫌穢，庶無偽傳誤聽之弊。

七、治小兒則審三關為要。

八、白苔食橄欖即黑，食枇杷即黃者，名染苔，抹之即去。

九、萬病回春云：舌青紫者是陰寒也，舌赤紫者是陽毒也。

● 第二十三節　察鼻部

五法云：若傷寒鼻孔乾燥者，乃邪熱入於陽明肌肉之中，久之必將衄血也；鼻孔乾燥黑如煙煤者，陽毒熱深也；鼻孔出冷氣滑而黑者，陰毒冷極也；鼻鳴鼾睡者，風溫也；鼻塞濁涕者，風熱也。

若病中見鼻煽張，為肺絕不治。一云：鼻孔煽張為肺風。

慎庵云：按鼻煽有虛實新久之分，不可概為肺絕也。若初病即鼻煽，多有邪熱風火，壅塞肺氣使然，實熱居多。若久病鼻煽喘汗。是為肺絕不治。

一、鼻孔煽張

鼻孔煽張有三：

（一）疫壅於肺，氣咄有聲，喘咳胸滿不渴，宜瓜蔞、貝母、桑皮、蘇子瀉肺，肺氣通自癒。

（二）鬱熱於肺，氣出入多熱，有微表束其鬱熱，古人獨主越婢湯，蓋散其外束，清其內鬱也，用於溫證中，以葛根換麻黃，或葛根、黃芩、黃連湯亦可。

（三）腎氣虛而上逆，出入皆微，多犯此證，必得之屢經汗下，或兼多汗，心悸，耳聾，急宜大劑六味合生脈散加牛膝、枸杞，或百中救得一二。見《世補參廣溫熱論》。

二、鼻孔乾

溫證鼻孔乾有四：

（一）風熱則鼻鳴，荊芥、葛根、薄荷為主。

（二）陽明經熱則煩躁，葛根、石膏為主。

（三）胃腑熱證則大渴，舌黃，三黃、石膏為主。

（四）亡津液而肺燥，麥冬、生地、五味為主。

大抵由上二者十之五六，由下二者十之二三，非謂大熱而鼻孔反不乾也。以煩渴大證見則不覺鼻孔之乾與否耳。

見《廣溫熱論》

江應宿治一人鼻塞氣不通利，濁涕稠黏，屢藥不效，已經三年，其脈兩寸浮數，曰此火鬱也。患者曰，向作腦寒主治，子何懸絕。經云：諸氣鬱皆屬於肺，越人云肺熱甚則出涕，乃熱鬱滯氣壅塞不通也，投以升陽散火湯數劑，而病如央。

● 第二十四節　鼻主壽天說

經絡全書云：其在小兒面部謂之明堂。靈樞經曰：脈見於氣、口色見於明堂，明堂者鼻也。明堂廣大者壽，小者殆況加疾哉。

按此語即相家貴隆準之說，然須視其面部何如耳，常見明堂雖小，與面部相稱者壽可八十，不可執一論也。

● 第二十五節　鼻主病之起色

一、病人鼻頭明、山根亮、目眥黃起色。

二、鼻如煙煤。

溫證鼻如煙煤者，邪熱燥熱也。由鼻孔乾而來，急當清下，少緩則肺胃枯絕矣，三承氣合白虎湯，或小陷胸加犀角，或三黃石膏加青黛，視其兼證擇而用之。

● 第二十六節　鼻以候證

鼻光赤，肺熱病。

一、鼻頭微黑，為有水氣。

二、色見黃者，胸上有寒。

三、色白亡血（屬氣虛）。

四、微赤非時見見之者死。

五、鼻頭色黃，小便必難（鼻頭黃者，又主胸中有寒，寒則水穀不進，故主小便難也）。

六、餘處無恙，鼻尖青黃，其人必淋。

七、鼻青腹痛，苦冷者死。

八、鼻孔忽仰，可決短期。

九、鼻色枯槁，死亡將至。

十、鼻冷連頤，十無一生（鼻者屬上，而為肺氣之所出入，肺胃之神機已絕，故枯槁而冷，安能活乎）。

十一、色赤屬肺熱。

十二、色鮮明者有留飲。

十三、鼻孔癖脹者屬肺熱有風。

喬岳曰：肺絕則無涕，鼻孔黑燥，肝逆乘之，而色青，鼻塞，涕流清者邪未解也。痰清、涕清寒未去也，痰膠，鼻塞火之來也。

十四、鼻流濁涕者，屬風熱也。

十五、鼻流清涕者，屬肺寒也。

鼻孔燥如煙煤為陽毒熱極。

● 第二十七節　望鼻之生死

喻嘉言曰：仲景出精微一法，其要在中央鼻準，母亦以鼻準在天為鎮星。在地為中獄，木金水火四臟，病氣必歸於中土耶，其謂鼻頭色青，腹中痛苦冷者死，此一語獨刊千古。

蓋厥陰肝木之青色，挾腎水之寒威，上征於鼻，下徵於腹，是為暴病，頃之亡陽而死矣。

謂設微赤非時者死，火之色歸於土，何遽主死，然非其時而有其氣。則火非生土之火，乃剋金之火又主臟躁而死矣。

● 第二十八節　鼻癢心辣陰虛伏熱之醫案

尤在涇治某鼻癢心辣大便下血，形瘦，脈小而數已經數年。

黃芩、阿膠、白芍、炙甘草。

柳寶詒云：按此陰虛而有伏熱之證方特精簡。

● 第二十九節　鼻準有汗

鼻準有汗氣短多屬胃傷，肝木乘逆非上焦表病。

前證醫案：葉天士治胡氏經後寒熱氣沖欲嘔，忽又如飢仍不能食，視其鼻準上有汗氣短，多藥胃傷，肝木升逆非上焦表病。

炙甘草、小生地、芝麻仁、阿膠、麥冬、白芍、牡蠣。

● 第三十節　察唇部之色

《萬病回春》云：唇口喉腫赤者熱極也，唇口俱青黑者寒極也。

一、赤腫為熱；二、青黑為陰寒；三、鮮紅為陰虛火旺；四、淡白為氣虛。

● 第三十一節　診唇之五法

五法云：唇者，肌肉之本，脾之華也。故視其唇之色澤，可以知病之淺深。乾而焦者，為在肌肉。焦而紅者吉，焦而黑者凶。唇目俱赤腫者，肌肉熱甚也，唇口俱青黑者冷極也。

● 第三十二節　唇之候證

中藏經曰：胃中熱則唇黑，唇色紫者胃氣虛寒也。

玄珠曰：上下唇皆赤者，心熱也，上唇赤、下唇白者腎虛而心火不降也。

錢仲陽曰：肺主唇白，白而澤者吉，白如枯骨者死。唇白當補肺，蓋脾者肺之母也。母子皆虛，不能相榮，是名曰怯，故當補，若深紅色，則當散肺虛熱。

● 第三十三節　唇之死證

一、脈鑑云：久病唇紅定難療。

二、病人唇腫齒焦者死。

三、病人唇青人中反三日死。

四、唇青體冷及遺尿，背向飲食四日死。

五、唇口舌苔斷紋者難治。

六、唇青舌捲者死。

七、唇吻色青者死。

八、環口黧黑者死。

● 第三十四節　診唇色各法

一、脾氣通口，其華在唇，如水侮土，則黑色見唇。

【治法】如葛根、升麻、防風、白芷、黃耆、人參、甘草、芍藥、蒼朮、薑棗等藥可用。

二、唇青額黑係腎水勝心火。

【治法】五味異功散加木香炮薑。

三、唇焦為食積。此言乃傷寒大白所云，諸書不載，可云高出千古。王旭高治某素有肝胃病，適挾濕溫，七日汗解，八日復熱，舌灰唇焦，極口渴欲得熱飲，右脈洪大數疾，左亦弦數，脘中仍痛，經事適來，靜思其故，假令肝胃病，木來乘土，氣鬱而痛，若不挾邪斷無如此大熱，又大便堅硬而黑，是腸胃有實熱，所謂燥屎也。考胃氣痛門無燥屎證，唯瘀血痛門有便血，而此證無發狂妄喜之狀，又斷非蓄血也。渴喜熱飲疑其有寒似矣。不知濕與熱合，熱處濕中，濕居熱外必飲熱湯，而濕乃開胸中乃快與真寒假熱不同，再合脈與唇觀之，其屬濕溫夾積無疑。

【治法】豆豉、鬱金、延胡、山梔、香附、瓜蔞皮、連翹、赤苓、竹茹。外用蔥頭十四個，鹽一小杯炒熱熨痛處。

原注病本濕溫挾食交候戰汗而解，少頃復熱，為一忌

汗出而脈躁疾者又一忌。適值經來恐熱邪陷入血室，從此滋變亦一忌，故用豆豉以解肌裡者以裡，一宣一泄祛表裡之客邪，延胡索通血中氣滯，氣中血滯，兼治上下諸痛，鬱金苦泄以散肝鬱，香附辛散以利諸氣，二味合治婦人經脈之逆，行即可杜熱入血室之大患。瓜蔞通腑，赤芩利濕，加竹茹、連翹一以開胃氣之鬱，一以治上焦之煩，外用蔥鹽熱熨即古人摩按方法相贊成功。治云按此等症最易混淆案語層層搜剝，可謂明辨以晰，唯既見挾積，方中似應加用枳實、山楂。

此證汗解復熱，凡伏氣發溫逐層外出之證往往有此，不必疑其別有他邪也。用藥兩疏表裡大致亦合。唯既見舌灰唇焦，則中焦有濁積，無疑疏裡之藥尚宜加重，倘苔灰而燥即大黃亦可用也。

四、上唇白點蟲蝕上部，下唇白點蟲蝕下部。

五、脾之死色，唇之四白青如馬牙，木剋土也。

六、唇腫用紫雪搽，橄欖核磨塗腫處。

七、凡心腹痛而唇紅吐白沫者多屬蟲證。

八、凡腹痛者，唇色必淡，不能嗜食。若腹痛而唇紅好啖者皆屬蟲。

九、唇有白點係蟲蝕肺。

【*治法*】獺肝治之。

十、紅唇上起黑斑，譬如木朽而生菌，死期在半年。

十一、唇熱屬脾。

前證醫案：尤在涇治某遺精無夢，小勞即發，飢不能食，食多即脹，面白唇熱，小便黃赤。此脾家濕熱，流入

腎中為遺精，不當徒用補澀之藥，恐積熱日增，致滋他族。萆薢、砂仁、茯苓、牡蠣、白朮、黃柏、炙甘草、山藥、生地、豬苓。

柳寶詒云：按此等證早服補澀每多愈服愈甚者，先生此案可謂大聲疾呼。

再診：服藥後遺精已止，唇熱不除，脾家尚有餘熱故也。

前方去砂仁、黃柏，加川連、苦參。

柳寶詒云：按唇熱屬脾。

十二、脾病者，唇黃。

十三、唇口燥烈者，是脾熱。脾熱者，唇枯。脾絕者，唇縮。

● 第三十五節　察口部

五法云：口燥咽乾者腎熱也。口噤難言者風痓也。若病重見唇口捲，環口黧黑，口張氣直或如魚口不能復閉，若頭搖不止氣出不反者皆不治也。

● 第三十六節　診口部各法

一、口不仁，不知味也，主白虎湯。

口甜吐濁涎沫，苔白厚黏膩為脾癉，乃脾胃濕熱氣聚，與穀氣相搏，滿而上溢，宜加減正氣散，加醒頭草、神麴。

二、口甜者為脾熱濕熱，當用蔻、滑、通草芳淡而化之。

《萬病回春》云：口甜亦主肝熱。甘性緩，肥性膩，過鬱致有口甘內熱中滿之患，故云治之以蘭除陳氣也。

【口甜治案】

某無形氣傷，熱邪蘊結，不飢不食，豈血分膩滯，可投，口甘一證，內經稱為脾癉。中焦困不運可知。川連、淡黃芩、人參、枳實、淡乾薑、生白芍。其口甜是脾胃伏熱未清，宜用溫膽湯法。川連、山梔、人參、枳實、花粉、丹皮、橘紅、竹茹、生薑。

三、病瀉口中生瘡，脾虛熱，宜調元氣。

四、陽明病渴欲飲水，口噤舌乾，白虎加人參湯，咽乾不可汗。

五、小腸實則熱，熱則口瘡。

六、膀胱移熱於小腸，膈腸不便，上為口糜，口生瘡而糜爛也。

七、凡病唇口瘡者，邪之出也。

八、凡瘧久環口生瘡者，邪將解而火邪外散也。

九、口苦是膽熱也。

十、舌乾口燥者是胃熱也。

● 第三十七節　口之死候

一、五色口邊繞巡死。

二、惡候相侵命必亡。

三、產母口邊有白色，近期七五日中間。

四、口角白乾病將至。

● 第三十八節 治口部藥味

一、青葙苦微寒，治唇口青者以其苦入心也。心屬火，火乃肝之子，脾之母，脾開竅於口，青者乃肝木之邪來剋脾土，肝實則瀉其子。

二、紫蘇葉治口臭

按驗舌齒尤當驗口唇，蓋脾開竅於口，胃脈出挾口，下交承漿，大腸出挾口，交人中，是以上唇屬大腸，下唇屬胃，然脾之榮華在唇四白（唇之四隅，白肉也）。胃脈環唇，肝脈環唇，內唇者脾胃肝三經所主，驗臟腑之虛實寒熱最得。

註：唇四隅、四隅、即唇之白肉。

● 第三十九節 診 齒

齒者腎之標、骨之餘也，屬乎腎也。各症現狀如下：

上下齦皆屬陽明，凡患牙病者皆牙齦作痛，故用藥不外陽明與少陰也。

一、齒燥無津液者，是陽明熱極。

二、前板齒燥兼脈虛者，是中暑。又濕熱薰蒸，而前板齒燥，口開前板燥者，裡有熱也。

三、齒如熱者難治。

四、齒若光燥如石者胃熱甚也。若無汗惡寒，衛偏勝也。辛涼泄衛透汗為要。

五、齒若如枯骨者腎液枯也，為難治。

六、齒若上半截潤，水不上承，心火上炎也，急急清

心救水，俟枯處轉危為安。

七、若齘（與咬同齧齒也）齧齒者，濕熱化風痙病，但齘牙者，胃熱，氣走其絡也。

八、若齒垢如灰膏樣者，胃氣無，經云濕濁用事，多死。

九、初病齒縫流清血痛者，胃火衝激也。不痛者，龍火內燔也。分虛實治之。

十、齒焦無垢者死。齒垢由腎熱蒸胃中濁氣所結。

十一、齒焦有垢者，腎熱胃劫也，當微下之，或玉女煎清胃救腎可也。

十二、齒根邊津津血不止。

【治法】竹茹（四兩）醋煮含漱，吐之而癒。

十三、牙根出血，係胃中實熱，非降不可。

【治法】用大黃（二錢）。

十四、腎虛齒痛入暮則發，非風非火，清散無益。

【治法】加減八味丸，每服（三錢）鹽湯送下，立方精到。

十五、上正四門（屬心）牙痛心火。

【治法】黃連、麥冬。

十六、下正四門（屬腎）牙痛腎火。

【治法】黃柏、知母。

唐瑞峰患胃熱肺燥腎熱，小便黃，牙痛，唯心脈太虛耳。

【治法】生石膏（一錢半）、細辛（一分半）、元參（三錢）、生地（三錢）、山梔殼（三錢）、杭菊（一

錢）、霜桑葉（三錢）、綠豆（三錢）（石膏與細辛先同煎）。

十七、上兩邊牙痛上例屬胃，胃火。

【治法】白芷、川芎。

十八、下兩邊牙痛即二例屬脾，脾火。

【治法】白朮、白芍。

十九、上左邊牙痛（左盡牙屬膽），膽火。

【治法】羌活、龍膽草。

二十、下左邊牙痛（下右盡牙屬肝），肝火。

【治法】柴胡、黑山梔。

二十一、下右邊牙痛（下盡牙屬大腸），大腸。

【治法】大黃、枳殼。

一主治肝火牙痛：生代赭石一錢、牛膝一錢、生白芍二錢、知母一錢半、生石膏三錢、生牡蠣三錢、木通一錢、生草一錢（大便不通加大黃、芒硝一錢半沖），此方宜加桔梗、薄荷、丹皮等品則奏效更快。

二十二、上右邊牙痛（上右盡牙屬肺），肺火。

【治法】黃芩、桔梗。

二十三、腎虛牙痛，左關尺數。

【治法】以六味地黃湯加升麻三分、柴胡五分治癒。（李冠仙法）此方最效。

二十四、牙漏腎虛，胃有濕熱。

【治法】六味丸三錢、資生丸二錢、相和每朝四錢，淡鹽湯送下。

古云：腎實則齒固，腎虛則齒疏，人有齒鬆搖動，常

作痛者，屬腎虛也，宜玉女煎地黃、石膏、知母、麥冬、牛膝加青黛、黃柏治之。

李冠仙醫話精華治腎虛牙痛。

趙義之牙痛纏綿月餘不已，余診其脈左關尺數，以六味地黃湯加升麻三分、柴胡五分與之曰，服後當更痛，然片刻即止矣。次日登門謝曰：服藥後果如君言，願聞其理。余曰：齒乃骨之餘，而腎主骨，是下焦腎水大虧，腎火上浮而為此痛，故用六味凡補之，然其已浮齒牙之火不能下歸於腎，不若用升柴以透之，升透之時未免較痛，唯滋補之力較大，陰能潛陽，火降則不復作痛矣。嗣後余以此方治腎虛牙痛者無不立效。

溫證齒燥：溫症齒燥有三。

（一）輕淺者為陽明經熱，前極燥身熱目痛，鼻乾不得臥，此將發斑疹及衄血之先兆。葛根為主，黃芩、知母、石膏為輔。

（二）重者為胃府燥熱，通口皆燥，甚則黑如煤炭。三承氣、三黃石膏湯選用。

（三）至重者為陰火煎熬亡血太甚，腎水涸竭，當竣補其陰。知母、黃柏、生地、元參、天冬、麥冬、丹皮、大作湯液加童便、金汁晝夜兼進，藥輕治緩則殆矣。

古今醫案按載易思蘭治一人患齒病，每遇房勞或惱怒，齒即俱長痛不可忍，熱湯涼水俱不得入，發必三五日，苦狀難述竟絕欲。服補陰丸清胃飲俱不效。易診其脈，上二部俱得本證，唯二尺洪數有力愈按愈堅，乃曰沉濡而滑者，腎脈，洪數有力者，心脈，今於腎部見心脈是

所不勝者，侮其所勝，乃妻入乘夫，腎中火邪盛矣，清胃飲，唯胃脈洪數者為宜。今胃脈平和清之何益。腎主骨，齒乃骨餘，火盛而齒長，補之何益。況有乾薑更非所宜，乃用黃柏（三錢）以滋水泄火，青鹽（一錢）為引，升麻（一錢）升出腎中火邪，藥入口且漱且咽，服後即覺丹田熱氣上升，自咽而出。更進二帖病即全癒。

俞震東按此案醫理講得最精。由於脈象診得真，而更運以巧思，斯發無不中矣。

清胃散之庸誠不足責，即泛用滋陰藥亦難應手，只此三味詮解甚明，信乎缺一味不可，多一味不必也。余鄉有患齒痛數年，諸藥不效者，葉天士先生用山萸肉、北五味、女貞子、旱蓮草（各三錢）、淮牛膝、青鹽（各一錢）而全癒。此取酸鹽下降，引腎經之火歸宿腎經，可與家翁之方並垂不朽，而其義個別。

程杏軒治許月隣翁令嬡齒衄藥：服生地、丹皮、赤芍、連翹、石膏、升麻之屬衄反甚，予於方內除升麻加犀角，一服即止。翁問曰：古人治血證用犀角地黃湯云，無犀角代以升麻，蓋升麻能引諸藥入陽明也。今服之不效豈古方不足信矣。予曰：朱二允有言，升麻性升，犀角性降，用犀角止血乃借其下降之氣，清心肝之火，使血下行還經耳，倘誤用升麻血隨氣升，不癒湧出不止乎，古方未可盡泥也。翁又問：入陽明清胃熱藥品尚多，唯犀角與齒衄相宜者得無屬上部。角長於頭，本乎天者親上之義耶，予曰不寧為是，今上齒屬足陽明，禮云載角者無上齒，陽明之血脈上貫於角，齒衄用之輒應者職是故也。

安波按醫之古方而不知更變，猶一匠人拆舊料起翻房地基，雖合而斗筍鉤角總須刀鋸也。

程杏軒治許絅之兄齒痛，絅兄質虧多病，予為調治所用藥劑不外歸脾湯，補元煎之屬，一日遣使相促，予至時將薄暮，絅兄踡臥榻上，起告予曰：早晨牙齒忽痛，甚不可耐，至今不止。恐挾風熱外因，故停前藥，相煩診視，暫解標邪。切脈沉細無力，具證形寒足冷，謂曰此屬虛寒，非關外感，不徒用補，更須從溫，爰倣古人八味地黃湯加骨碎補一服痛止已。

● 第四十節　齒病之醫案

一、**火升齒衄案**：尤在涇治某中氣虛寒，得冷則瀉，而又火升齒（齒刃），古人所謂胸中聚集之殘火，腹內積久之沉寒也。此當溫補中氣，俾土厚則火自斂。四君子湯加益智仁、乾薑。柳寶詒云，按議病立方，均本喻氏，近時黃坤載亦有此法。

二、齒縫見紫血辨，指甲有微紅色，溺短而渾黑極臭，此牙宣也。

許恩普醫案精華：

劉次方患牙痛面腫，太陽經跳如錐痛，諸藥罔效，寢食俱廢，延余診視，脈數無力，知為虛熱，氣血相搏，邪火上蒸，內服玉女煎加減，外以開水薰洗痛處以和氣血，又以熱手巾焐之，再用燒酒以小指醮滴耳內，如火外發，頃刻痛止，氣血和矣，再以唾膏貼之消腫，再用硼砂、冰片、細辛、蒲黃、黃柏、青鹽共研細末頻擦牙齦，消腫止

痛，內服滋陰以退虛熱即癒。又玉女煎即生石膏（五錢）、大生地五錢、麥冬二錢、知母一錢、淮牛膝二錢。

水部張夫人牙痛異常，飲食俱廢，亦如法加減治之遂癒。此虛火痛十之八九，若實火痛宜用連翹、銀花、綠豆皮、蘆根等清涼之藥，若蟲牙痛用明雄黃、松香等藥搽之即死，以上諸痛，七十方中無此妙也。

薩嘉樂夫人患牙疳腫痛異常，已落一齒，幾於穿鼻透腮，延余診視，脈洪有力，知為熱毒。內服金銀花散加減，外用硼砂、冰片、紅棗燒灰、兒茶、人中白、陀僧、青鹽、枯礬研細末敷，繼用犀黃散加輕粉麝敷之，旬日遂癒。

又大腸風熱火痛。

某藝員下牙床作癢至不能受，不寢者累日矣，預診之曰：此大腸風熱也。上牙床屬足陽明胃，下牙床屬手陽明大腸，大腸有積熱，熱生風，風生癢。問火便結否，曰結甚，乃以調胃承氣小其劑，加生地、槐花、荊芥、防風與之，一服得大解暢行而癒。

三、腎虛齒痛，入暮則發案。

尤在涇治某腎虛齒痛，入暮則發，非風非火，清散無益。

加減八味丸每服（三錢），鹽花湯下，詒云按立方精到。

四、齒痛渾身肉顫，唯欲冷物貼患處。

用鹽湯下滋腎丸。

【外治】坎宮錠塗痛處，吳茱萸末、醋貼湧泉穴。

五、牙床作癢

牙床作癢，係大腸風熱。上牙床屬足陽明胃，下牙床屬手陽明大腸。大腸有積熱采風，風生癢。

● 第四十一節　牙齒部位列下

一、門牙上下四齒同屬心包。

二、門牙旁上下四齒屬肝。

三、再上下四齒屬胃。

四、再上下四齒屬脾。

五、再上下四齒屬肺。

六、再上下四齒屬腎，大牙亦屬腎。

七、腎經有三牙齒多者貴。

八、上牙床屬足陽明胃，下牙床屬手陽明大腸。

【*治法*】以調胃承氣湯加生地、槐花、荊芥、防風與之癒。

● 第四十二節　治牙總論

治牙不論多寡，總以前數分治之，換言之，即照上列牙數依次數之即知證屬何部。

● 第四十三節　治牙總方

玄參一兩，生地一兩。

加減如下：

（一）心包火加黃連（五分）；

（二）肝經火加炒梔（三錢）；

（三）胃經火加石膏（五錢）；

（四）脾經火加知母（一錢）；

（五）肺經火加黃芩（一錢）；

（六）腎經火加熟地（一兩）。

【藥解】玄參瀉浮游之火，生地治無根之焰，二味瀉中有補故虛實咸宜。又露蜂房感霧露清涼，輕清兼有升散，可治風火牙痛。有蟲加蜂房亦宜。

風宜白芷、火宜、石膏。

按風牙病者，不甚紅腫，但頭痛惡風。火牙病者，多見紅腫，但口渴喜冷。

在溫熱之病看舌之後亦須驗齒，齒為腎之餘，齦為胃之絡，熱邪不燥，胃津必耗腎液，且二經之血皆走其地，病深動血結瓣於上。

（一）陽血者色必紫，紫如乾漆。

（二）陰血者色必黃，黃如醬瓣。

【治法】陽血若見，安胃為主。陰血若見，救腎為主。然豆瓣色者，多險。若症還不逆者，尚可治，否則難治矣。何以故耶，蓋陰下竭陽上厥也。

牙之死證：陰陽俱竭，其齒如熟小豆，其脈躁者死。齒忽變黑十三日死。齒黃枯落骨絕。

● 第四十四節　察耳部

耳者腎之竅也，察耳之好惡，知腎之強弱，腎為人之根本，腎絕未有不死者也。

茲將望耳各法列之如下：

一、耳色黑枯燥者是腎憊。

二、耳間青脈起者掣痛。

三、耳輪紅潤者生。

四、耳或黃或白或黑或青而枯者死。

五、耳薄白薄黑或焦如炭色者，皆為腎敗，腎敗者必死。

六、耳聾、耳中痛，屬少陽。此邪在半表半裡，當和解之。又耳聾兼脅痛，宜和解寒熱，咽而口苦者屬少陽，若耳焦枯受塵垢屬腎水虧極。

七、精脫者耳聾，久病耳聾屬氣虛。

八、耳聾舌捲唇青屬足厥陰為難治。

九、暴病耳聾、耳腫、耳痛、耳旁紅屬少陽風熱燥邪，或肝膽熱挾濕濁上壅。

十、溫證耳旁腫，此乃少陽風熱。小柴胡湯加荊芥、川芎、防風、白芍、元參，亦當與頭腫參看，見尤在涇諸竅門。

十一、右耳鮮紅。

耳病之概要：

一、暴病：凡耳聾、耳腫、耳痛、耳旁紅，屬少陽風熱燥邪或肝膽熱挾濕濁上壅所致。

二、久病：凡耳聾屬氣虛、屬精脫，若耳焦枯，受塵垢屬腎水枯極，此皆內無精液而外無神氣者也。

● 第四十五節　耳聾治肺醫案

尤在涇治某肺之絡會於耳中，肺受風火久而不清，竅

與絡俱為之閉，所以鼻塞不聞香臭，耳聾耳鳴不聞音聲也，茲當清通肺氣。

蒼耳子、薄荷、桔梗、連翹、辛夷、黃芩、山梔、杏仁、甘草、木通。

柳寶詒之按語云：耳聾治肺觀此信然。

季云按：陸平一日肺受風火竅絡為閉而耳鳴耳聾者，以肺之絡會於耳中，又肺經之結穴，在耳中專主乎聽，宜清通肺氣。余前在上海曾治徐姓女經年耳聾不癒用馬兜鈴、薑殼一劑服後而癒與前案足資對證。

蔓荊子散治內熱耳出膿汁，錄六科準繩

蔓荊子、赤芍藥、生地黃、桑白皮、菊花、赤苓、川升麻、麥冬、木通、前胡、甘草（各一錢），水二盞，薑三片，紅棗二枚，煎至一盞食用。

東垣黍黏子湯治耳痛生瘡

桔梗、柴胡、黃耆（各三分），連翹、黃芩、黍黏子、當歸梢、甘草、生地、黃連，（各一分），龍膽草、昆布、蘇木、生甘草（各一分），桃仁（一錢）、紅花少許。

上藥做麻豆大，作一服，水二大盞煎至一盞去滓少熱服，食後忌寒。藥利大便。

羅謙甫云耳者宗脈之所通足少陰之經也。若勞傷氣血熱氣乘虛入於其經，邪隨血氣至耳，熱氣聚則生膿汁故謂之停耳也。內服通氣散蔓荊子湯。

通氣散：

鬱李仁、芍藥、人參、大黃、山萸肉、官桂、檳榔、

丹皮、木香、細辛、炙甘草，每服一錢七分。

耳疳出汁：

談埜翁方治耳疳出汁：青黛、黃柏末乾搽癒，又名綠袍散，搽口瘡大效。（錄本草原始）

耳屬少陽，病人右耳鮮紅，乃少陽鬱火上飛，不得右降者，此其明徵。方用青萍開汗孔，薄荷泄頭面之火，青蒿、柴胡和解少陽甲木之火，丹皮清風逐瘀，柏葉涼解，淡芩清肺，生草瀉火，元參清胃熱，滑石利膀胱、貝、杏利肺氣，雲苓和脾土、蒼耳子苦，疥癬細瘡驅風濕痺癢堪嘗。

● 第四十六節　耳之下垂曰命門之望色

脈鑑曰：命門（耳之下垂），枯黑骨中熱，白肺黃脾紫腎殃。聤耳，此風熱相搏，津液凝聚而癢痛也。逍遙散去白朮加荷葉、木耳、貝母、香附、菖蒲治之。見《筆花醫鏡》。

● 第四十七節　察目部

人之目為五臟精華所注，尤賴肝腎之力以養之，望而知之者謂之神，望其五色以知其病也，病如下列：

一、目赤唇焦舌黑者，屬陽毒。

二、目董黃色暗者，屬濕毒。

三、目黃兼小便利，大便黑、小腹滿痛者，屬蓄血。

四、目瞑者，將欲衄血。

五、目之白睛黃兼冷無熱，不渴，脈沉細者屬陰黃（與十六項略同）。

六、兩眥黃病欲癒。

七、凡開目見人者屬陽。

八、閉目不欲見人者屬陰。

九、目之死證：

（一）睛昏不識人。

（二）目反上視。

（三）睛小瞪目直視，如目瞪口呆。

（四）目邪視。

（五）目睛正圓。

（六）戴眼

（七）庚，反折。

（八）眼胞陷下。

《萬病回春》云：目直視者，圓正而不轉動也，凡開目喜見人者屬陽也，閉目不欲見人者屬陰也。《萬病回春》又云：喜明者屬陽，元氣實也，喜暗者屬陰，元氣虛也。

十、目中不了了，睛不和不明白者，此因邪熱結實在內不了了者，謂見一半目不見一半目是也。

十一、兩目赤色，火證也，必兼舌燥口渴，六脈洪大有力。

【治法】宜犀角、連翹等清透之。陽毒三黃石膏湯表裡兼解之。

十二、目赤顴紅，六脈沉細，手足指冷者，此少陽虛火上冒，假熱真寒也。六脈洪大，按之無力者亦是。

十三、目赤流淚或痛或癢。

【治法】用二百味花草膏，羊膽一枚，入蜜拌勻蒸之，候乾研膏，頻挑噙化，三日痊癒。方名以蜂採百花、羊食百草故也。

十四、兩目黃色，此濕熱內盛欲發黃也，必兼小便不利，腹滿口渴，脈沉數。

【治法】輕則茵陳五苓散，重則茵陳大黃湯。

十五、目黃，小便自利，大便黑，小腹硬滿而痛，屬蓄血（與三項略同）。

【治法】桃仁承氣湯主之，爾後又濕熱上蒸，目矇多淚，苦參治之。

十六、目黃身冷，口不渴，脈沉細，屬陰黃。

【治法】茵陳理中湯。

十七、病人目眵多結者，肝膽火盛也，宜清之。

十八、病人眼胞上下黑者痰也。

十九、病人目色清白寧靜者，多非火證，不可妄用寒涼。

二十、病人目不識人，陽明實證，可治，少陰，難治。

二十一、青盲為液少，目淫淚出為肝虛，肝腎火盛。

【治法】決明子能治肝腎陰虛及肝腎火盛。

二十二、目赤如鳩狀，目四眥黑。

【治法】俱主赤小豆當歸散、白蘞根治目中赤。

二十三、目直視而腮赤，肝心熱甚。

【治法】目直視，肝有熱，瀉青丸。

二十四、眼胞上下微腫，主水氣。

【**治法**】宜導水茯苓湯。

二十五、眼胞色青，肝木乘脾。

二十六、左目胞起瘰痛及眉棱額角、巔頂、腦後、筋摯難忍。

【**治法**】與固本合二至，桑葉、菊花、犀、羚、元參、牡蠣、鱉甲、白芍、知母、石斛、丹皮、細茶癒。

二十七、小兒目不能開，昏昏喜睡，蓋脾虛極矣。脾主困故喜睡，目之上下胞屬脾虛，故不能開。

【**治法**】宜黃耆、人參、炙甘草、名調元湯。

二十八、目睛微定，暫時稍轉動者，屬痰。

【**治法**】宜加味導痰湯。痰去目珠自然流動矣。

生子曰：痰證類傷寒，如病人目睛微定，暫時轉動，目如炭煤。昔肥今瘦，喘嗽，轉側半難臂痛，皆痰證也。痰在上部，寸口脈浮滑，痰在中部，右關脈滑大，痰在下部，尺脈洪滑或痰飲發寒熱，胸滿氣粗，語出無倫，此夾痰如見祟。

【**治法**】用二陳湯加蘇子、枳實、芩、連、栝蔞、貝母、桔梗、山梔、前胡、薑汁調辰砂溫服。

溫證目珠脹：溫證目珠脹者，陽明經病也。其表證葛根蔥白湯加石膏，若腹滿，舌苔黃，則是宿食壅於胃，其脈不下行而上逆，故目珠脹，宜平胃散加山楂、麥芽、枳殼，略消導之即癒。至屢經清降而目珠脹痛不癒者，便當消息其肝臟以滋肝之法治之，再不癒則當進而滋腎，此則乙癸同源，而治溫證者則不可不知。

又石芾南云：好向壁臥，閉目不欲見日光，懶與人

言，舌苔白色陰也，寒也，虛也。

無珠眵無淚，白珠色藍，烏珠色滯，精彩內奪及浮光外露者皆無神氣。

二十九、燥病目光炯炯。

三　十、溫病目多昏霧。

三十一、燥甚目無淚而乾澀。

三十二、濕甚目珠黃而眥爛。

【附錄】目症醫案

（一）眼眶如墨係氣鬱痰凝，痰阻氣痺案。

王孟英治梅溪蔣君寶齋令堂自上年夏秋間，患痢之後，神疲少寐不能起床，醫謂其虛，率投補藥馴至驚疑善悸，煩躁囈言，脅痛巔痛，耳鳴咽痛，凜寒暮熱，大汗如淋，暈厥時形，愈補愈殆，李君蒼雨邀余診之。

脈弦滑而數，白睛微紅而眼眶如墨，舌絳無苔。因問胸悶乎？曰悶甚，便秘乎？曰秘甚，溺熱乎？曰熱甚，豈非氣鬱而痰凝，痰阻而氣痺肺胃無以肅降，肝膽併力上升，濁不下行，風自火出，雖年逾五旬，陰血不足而上中窒塞，首要通陽。

為處小陷胸加菖、薤、旋、茹、芩、枳、鬱李仁，群醫謂是猛劑，無不咋舌。

寶齋云：鎮補滋欽業已備嘗，不但無功，病反日劇，且服之果一劑知三劑安已，而余有會垣之遊，前醫謂病既去復進守補月餘仍便秘不眠，胸痞躁亂加以發斑腹痛，人皆危之，予在禾中函乞往視仍用前法，合雪羹投數劑連得大解，率皆堅燥，改與柔養，更衣漸暢，粥食漸增，以潛

鎮舒養之劑善其後。

（二）眼胞上下青暗，薛已治徐道夫母病，胃脘當心痛劇，右寸關俱無，左雖有微而似絕，手足厥冷（痛甚而伏者手足冷者未可盡為），病勢危篤察其色，眼胞上下青暗，眼胞色青乃肝木乘脾，此脾虛肝木所勝。

用參、朮、茯苓、陳皮、甘草補其中氣，木香和胃氣以行肝氣，吳萸散脾胃之寒，止心腹之痛，急與一劑，俟滾先服煎熱再進，諸病悉癒。向使泥其痛無補法而反用攻伐之劑，禍不旋踵矣。

眼胞露青色，下皮屬胃，胃有寒故眼青也，眼眶如墨。

周禹錫四川人，治方化南簉室，年未二十，青年守志，節勵松筠病因以伏，證候眼胞上下呈黑暗色，氣短若不接續，頭苦眩冒，暈不能支，心悒鬱忽忽如有所失，診斷脈弦滑不揚，舌淡無苔，綜合四診斷為氣鬱生痰，痰貯於胃，關於肺，肺為呼吸之器，器為痰阻，故氣迫而喘促。肝開竅於目，氣鬱傷肝，生氣不得外華，故眼胞黑滯且眼胞屬脾，脾為痰阻，眼胞亦呈暗色。

頭為精明之府，心為神明所出，憂鬱即久，神志不寧，故頭苦眩冒。心忐忑悒悒如失，脈弦滑不揚者痰氣鬱結，不暢達也。

【療法】金匱云病痰飲者，當以溫藥和之。以痰為水穀之氣搖液而成，遇寒則凝，遇溫則散，用仲景苓桂朮甘湯，加柏子仁以濡涵肝木養心寧肺。

【處方】茯苓四錢硃砂人乳拌蒸，桂枝尖八分、炒白

尤一錢半、淨柏子仁八錢、清甘草七分。

【效果】連服十劑各病皆癒。按金匱之言，為治痰之大法而對於此證，尤為合拍。

第四章

聞　聲

聲應六腑，音應五臟，又人之聲音出自肺金，清濁輕重，丹田所繫。聲音者根出於腎也。聞而知之者謂之聖，聞其五聲以識其病也。

字義有不可執一者，如知字從口，以口能知味也，然望之者目也，豈可謂目無所知哉。故聞字雖從耳，而四診之聞不專主於聽聲也。

戴麟郊先生廣溫疫論辨證最詳，謂疫證必有穢濁之氣鼻觀精者可以聞而知之也。

● 第一節　聽音論

萬物有竅則鳴，中虛則鳴，肺葉中空，而有二十四空，肺梗硬直而有十二重樓，故內經以肺屬金而主聲音，十二重樓之上為會厭（喉間薄膜），會厭為聲音之戶，舌為聲音之機，唇為聲音之扇，三者相須則能出五音而通達遠近。

音者雜此也，聲者單出也，鼻能聲而不能音者，以無唇之開闔，舌之啟閉，其氣則走頑顙之竅，達畜門出鼻孔

而為聲音之道分之為二，故得天地之和五臟安暢則氣藏於
心肺聲音能彰。

● 第二節　音應五臟

五臟者中之守也，各有正聲，中盛則氣騰，中衰則氣
弱。

一、脾應宮，其聲漫以緩。

二、肺應商，其聲促以清。

三、肝應角，其聲呼以長。

四、心應徵，其聲雄以明。

五、腎應羽，其聲沉以細，此五臟之正音得五臟之守
也。

脈鑑云：金聲響，土聲濁，木聲長，水聲清，火聲
燥。

● 第三節　音應六腑

一、聲長者大腸病。

二、聲短者小腸病。

三、聲速者胃病。

四、聲清者膽病。

五、聲微者膀胱病。

六、聲呼漫者肝膽二臟相剋病也。

七、聲速微者胃與膀胱相剋病也。

此五臟六腑之病，音失五臟之守者也。

● 第四節　聞字之義暨聲診

愚謂聞字實有二義，雖非疫證凡入病室，五官皆宜並用。

一、問答可辨其口氣

二、有痰須詢其臭味

三、榻前虎子觸鼻可分其寒熱。

四、癰瘍膿血審氣即知其輕重。

五、餘如鼾息、腸鳴、矢氣之類皆當以耳聞者。

六、出言壯厲，先輕後重，是外感邪盛也。

七、攢眉呻吟，苦頭痛也。

八、呻吟不能行走，腰足痛也。

九、衣被不斂，言語罵詈不避親疏者，神明之亂也。

十、叫喊以手按心中，脘痛也。

十一、呻吟不能轉身，腰痛也。

十二、搖頭而呻以手捫腮唇，齒痛也。

十三、行遲而呻者，腰腳痛也。

十四、診時吁氣者，鬱結也。

十五、紐而呻者，腹痛也。

十六、聲嘶血敗久病不治也。

十七、脈玄呻者，痛也。

十八、言遲者，風也。

十九、聲從室中言，此中氣有濕也。

二十、言將終乃復言者，此奪氣也，謂氣不續，言未終止，而又言之狀也。

二十一、出言懶怯，先重後輕者，此內傷中氣也。

聲分燥濕，五音不外陰陽，陰陽不外燥濕，試分如下：

（一）燥邪之聲：燥邪乾澀，聲多屬仄或乾嗌，或咳聲不揚，或咳則牽痛，或乾咳連聲，或太息氣短。

化火則多言。甚則譫狂，其聲似破似啞，聽之有乾澀不利之象。

（二）濕邪之聲：濕邪重濁，聲必低平，壅塞不宣，如從甕中作聲者然，或默默懶言，或昏昏倦怠，或多嗽多痰，或痰在喉中漉漉有聲，或水停心下，汨汨有聲，或多噫氣，周身痠痛，沉重難展。

化火則上蒸心肺，神志模糊，呢喃自語，或昏沉迷睡，一派皆重濁不清之象流露於呼吸之間。

● 第五節　呼吸類

呼出心肺主之，吸入腎肝主之，呼吸之中脾胃主之，故唯脾胃所主中焦為呼吸之總持。

一、咽喉

咽喉乃胃之上口，在喉之後，主進水穀，故治咽以胃為主，病在咽水穀不得下。

喉嚨居肺之上管，在咽之前，主氣之呼吸，氣不利聲音不利，病在肺也。

二、診息（息者一呼一吸）

（一）氣短不續，言止復言，乃為奪氣。

（二）氣來短促不足以息，呼吸難應，乃為虛甚。

（三）素無寒熱，短氣難續，知其虛實。

（四）吸而微數，病在中焦，下之則癒，實者可生，虛則不治。

（五）上焦入促，下焦入遠，上下睽違，此皆難治。

（六）息搖肩者心中堅。

（七）息引胸中氣上短。

（八）息張口，肺痿唾沫，短氣病。

（九）呼吸動搖振振者不治。

（十）息高者心肺之氣有餘。

（十一）吸弱者肝腎之氣不足。

三、呼吸治法

金匱謂氣短有微飲，宜從小便去之。桂苓朮甘湯主之，腎氣丸亦主之。

喻嘉言云：呼氣短，宜用桂苓甘朮湯，以化太陽之氣，吸氣短，宜用腎氣丸以納少陰之氣。

桂枝治吐吸，謂吸不歸根，即吐出也，桂能引下氣與上氣相接，則吸入之氣直至丹田而後出，故治吐吸也。

● 第六節　聞聲之辨證

一、咽喉有病聲音不明乃其常理。

二、喉中無病而亦不明是肺之病也。

三、呼而急者肝之病。

四、笑而雄者心之病。

五、歌而慢者脾之病。

六、哭而促者肺之病。

七、呻吟低微腎之病。

八、好言為熱。

九、懶言為寒。

十、言壯邪實。

十一、言微至虛。

十二、風寒所閉，肺火抑遏則聲音重濁，乃肺病易治者也。

十三、久啞不能大言，係肺氣衰不能治。

十四、形羸聲啞癆瘵云不治者，咽中有肺花瘡。

十五、暴啞，風痰伏火或暴怒叫喊所致也。

十六、呵欠者胃病也。

【附】咽痛聲啞，外感風熱作治案（尤在涇）

尤在涇治某咽痛聲啞，有肺損肺閉之分，所謂金破不鳴，金實亦不鳴也。

此證從外感風熱而來當作閉治，溫補非宜，所慮者，邪不外達而內並耳。

阿膠、杏仁、桔梗、貝母、牛蒡、元參、甘草、馬兜鈴、秫米。

詒按：此錢氏補肺之類，乃虛實兼治之法。

石蒂南云：痰壅肺絡，咳聲不揚，金石無聲也。

其瘖（音啞）金破無聲也。

古人但玄子呼歌呻哭數字固矣，試列如下：

一、聲清：病邪在表，其聲清而響亮。

二、聲濁：病邪入裡，其聲濁而不亮。

三、聲輕：病在陽分，其聲前輕後重。

四、聲重：病在陰分，其聲前重後輕。

五、聲續：病邪表淺，並有餘陽證，其聲續。

六、聲斷：病邪入深，並為傷不足，其聲斷。

七、言壯：外感陽病有餘，出言壯厲，則寒熱交作。

八、言怯：內傷陰證不足，言出懶怯，則寒熱間作。

九、嘆：嘆是心變動之聲。

十、欠：腎主欠，陰氣積下，陽氣未盡，陽引而上，陰引而下，陰陽相引故數欠。

十一、噫：噫是心變動之聲，是胸中氣不交通，寒氣客於胃，厥逆從上下復出於胃，故為噫。

十二、嚏：嚏是腎變動之聲，有病發嚏，是傷風或傷熱，無病發嚏是陽氣和滿於心。

十三、鼻鼽：鼻鼽必腸胃素有痰火積熱者乃有此感。

十四、吞：吞是脾變動之聲。

十五、呃：其聲皆從胃中至胸嗌間而為呃，有胃中實熱失下者，有胃中痰飲者，有服寒涼藥，拾遺載蒲羌殼止呃忒如神。

十六、咳：咳是肺變動之聲，俗呼為嗽，肺為邪干，氣逆不下也。有肺寒咳者、有停食咳者、有邪在半表半裡咳者。

十七、唏：陰氣實，陽氣虛，陰氣速，陽氣遲，陰氣盛，陽氣絕，故為唏。哀而不泣曰唏。

十八、怒：怒是肝變動之聲。

十九、歌：歌是脾變動之聲。

二十、哭：哭是肺變動之聲。

二十一、太息：憂思則心繫急，急則氣約，氣約則不利，故太息以伸屈之。

二十二、錯語：意錯言亂，自知言錯，邪氣尚輕，自不知覺，此熱甚正氣衰。

二十三、呢喃：病邪入，輕則睡中發此聲也。

二十四、聲嘶：肺有風熱。

二十五、聲啞：聲啞唇口見生瘡。是狐惑病，有風熱傷心肺而聲啞者，少陰病，咽中生瘡者有痓病，口噤者，有熱病三四日，不得汗出者死。

二十六、喉中有聲：喉中漉漉有聲者是痰也。

二十七、猝然無音：寒氣客於厭會則會不能發，發則不能下至，其開闔不便故無音。

二十八、聲如鼻鼾：聲如鼻鼾者難治。

二十九、咽喉不得息，寸脈微浮或沉伏，胸中痞鞭氣上衝，此胸中有寒宜吐之。

三十、起居如故而息有聲：此肺之絡脈逆也，不得臥而息有音者是陽明之逆也，益見布息之氣關通肺胃，又肺呼出為息之一端也。

三十一、氣衰言微者為虛。

三十二、氣盛言厲者為實。

三十三、語言首尾不相顧者為神昏。

三十四、狂言怒罵者為實熱。

三十五、痰聲漉漉者死。

三十六、新病聞呃者為火逆。

三十七、久病聞呃者為胃絕。

三十八、語言聲音不異於平時為吉，反者為凶。

三十九、《萬病回春》載，譫語者口出無倫，邪熱氣勝也，鄭聲者語不接續精氣脫也。狂言者無稽妄談，邪熱氣盛也，獨語者無人則言是邪入裡也。

四十、怕木聲走響者胃虛不可下也。

石蒂南云：若語不接續為鄭聲，無人始言為獨語，此屬虛居多。

【附】嚏之候疹證

（一）痲疹初起多嚏，必多火，因風邪激搏而然。

（二）正出時有嚏，候輕。

（三）浚後有嚏邪熱盡解無後患。

（四）嚏多涕濁壅泄，肺氣清者吉。

（五）嚏而鼻塞不通，風邪留滯，宜辛涼透表。

● 第七節　太息便秘胸次拒按醫案

王孟英治韓石甫妻正患感發疹，沈悅亭治以清解熱漸退，而神氣不爽，舌黑難伸，太息，便秘，胸次拒按，脈弦緩而滑，投涼膈散加知母、花粉、枳實、竹茹，而苔即退黃，再服而黑矢下，神氣清，即以向癒。

● 第八節　五　噎

五噎者憂思勞食氣也，噎塞反胃總是血液衰耗，胃脘乾枯以致不能游溢，精氣輸脾，脾不能致精歸肺，肺之精液先竭，氣不順下水飲可行食物難入，各曰噎塞。

一、槁在上食物可入，良久復出，名曰反胃。

二、槁在下皆謂之隔，所謂隔則閉絕，多屬氣衰血耗火衰，張雞峰以為神思間病。

【*治法*】補氣養血潤燥為本，降火消痰，開鬱順氣為佐。

再造丹：川黃連（二兩）先同金銀各（二兩）煎濃汁三碗，大田螺（五十個）仰排盤內，以黃連汁挑點螺眼上，頃刻化成水，將絹濾收同黃連金銀器煎，煎蘿蔔子汁（二碗）煎至碗半入韭菜汁（二碗煎至碗半入）、側柏葉汁（二碗煎至碗半）、梨汁（同上）、童便（同上）、但取出金銀器入竹瀝（二碗煎至碗半）、入人乳（同上，但取出金銀器）、入羊乳（同上）、牛乳（二碗微火煎至成膏），取膏入磁罐內封口埋土內一夜以去火氣，每用一酒杯白湯下，極重者三服全癒，如湯水不能下者，將膏挑置舌上隨津液嚥下，遂能飲食，止可食糜粥一月後方可用飯。

又啟膈散治噎症甚效，北沙參（三錢）、丹參（三錢）、川貝（二錢）、茯苓（一錢）、砂仁殼（五分）、廣鬱金（五分）、荷蒂二個、杵頭糠（五分），四劑納食，去鬱金加蔞皮（一錢）。

服四劑加味調理痊癒。

● 第九節　傷於情志之治法

傷於情志和肝、開心醒脾解鬱為主，然必緩治，用輕藥漸可向癒，重藥則反傷胃陽，元氣不復，血氣耗散矣。

第五章

問　診

問診之法最宜詳細，雖證因錯雜，但貴心有權衡，則問而知之者謂之工，問其所欲五味，以審其病也。可審其輕重真偽，而折衷於至當矣，景岳十問篇人皆服其周匝，而猶未盡善也。

季云按：種種詳詰，就其見證，審其病因，方得軒歧治病求本之旨，豈徒見痰治痰、見血治血而已哉。

一項：問寒熱

（一）**外感**：問寒熱者，問內外之寒熱欲以辨其在表在裡也，人傷以寒則病為熱，故凡身熱脈緊頭痛體痛拘急無汗，而且得以暫者必外感也，蓋寒邪在經，可以頭痛身痛邪閉皮毛，所以拘急發熱，若素日無疾而忽見脈症若是者，多因外感蓋寒邪，非素所有而突然見此，此表症也。

（二）**內傷**：若無表症而身熱不解多屬內傷，然必有內症相應，合而察之自得其真瞰。

（三）外感月餘不解，留蓄在經之症，凡身熱經旬或至月餘不解亦有仍屬表證者，蓋因初感寒邪，身熱頭痛醫不能辨，誤認為火寒涼以致邪不能散，或雖經解散而藥未及病，以致留蓄在經，其病必外症多而裡證少此非裡也，仍當解散。葉香岩曰但言傷寒。

● 第一節　內症陰虛發熱

一、凡內症發熱者，多屬陰虛，或因積熱，然必有內症相應，而其來也漸。蓋陰者必傷精，傷精者必連臟，故其在上而連肺者必為喘急咳嗽，在中而連脾者或妨飲食或生懊憹，或為躁煩焦渴，在下而連腎者或精血遺淋，或二便失節，然必倏然往來，時作時止，或氣怯聲微是皆陰虛也。

二、凡怒氣七情傷肝傷臟而為熱者，總屬真陰不足，所以邪火易熾，亦陰虛也。

葉香岩曰：按丹溪謂君相五志之火妄動，故立陽有餘而陰不足之論，景岳反言陰有餘陽不足以辟之，今又言總屬真陰不足何彼此相反耶。

三、凡勞倦傷脾而發熱者以脾陰不足故易於傷，傷則熱生於肌肉之分，亦陰虛也。

● 第二節　內症實火發熱

凡內傷積熱者，在症瘕必有形證，或九竅熱於上下，或臟腑熱於三焦，若果因實熱，凡火傷在形體而無涉於真元者，則其形氣聲色脈候自然壯厲，無弗有可據而察者，此當以實火治之。

● 第三節　寒熱表裡辨

凡寒證尤屬顯然或外寒者陽虧於表，或內寒者火衰於中，諸如前證，但熱者多實，而虛熱者最不可誤，寒者多

虛而實寒者間亦有之，此寒之在表裡不可不辨也。

● 第四節　寒熱之辨證

一、如問寒熱首二條皆是傷寒，若發熱不惡寒者溫病也。

二、縱挾新感風寒而起，先有惡寒，迨一發熱，則必不惡寒矣，此伏氣溫病也。

三、外感風溫熱邪，首先犯肺，肺主皮毛，熱則氣張而失清肅之權，腠理反疏則凜列惡寒，然多口渴易汗，脈證與傷寒迥異。

按內證發熱亦不可專屬陰虛。香岩先生云或食積或瘀血或痰凝氣滯皆能發熱，必辨證明白庶不致誤。

● 第五節　傷寒與傷暑寒熱之證辨

經云氣盛身寒得之傷寒，氣虛身熱得之傷暑，所謂身寒者寒邪在表，雖身熱而仍惡寒也，暑為陽邪，發熱即惡寒，亦有背微惡寒者，曰微仍不甚惡寒也。

與背惡寒甚之少陰症不同須知，況但在背與周身惡寒迥別可細問哉。

● 第六節　產後之寒熱

產後寒熱多外感。

● 第七節　寒熱之多寡

問其寒熱之多少？以審陰陽，細辨真假。

● 第八節　傷風發熱

傷風發熱，晝夜無間。

● 第九節　陰陽交錯之寒熱為死證

凡病晝則寒厥，夜則煩熱名曰陰陽交錯，飲食不入死終難卻。

● 第十節　晝夜寒厥與煩熱辨

一、寒厥者，重陰無陽之病也。

【*治法*】當急瀉其陰，峻補其陽。

二、煩熱者，重陽無陰之病也。

【*治法*】當急瀉其陽，峻補其陰。

● 第十一節　晝劇而寒陰上乘陽

凡病晝則增劇寒厥，而夜安靜者，是陰上乘於陽分之病也。

夜靜日作陰虛陽亢顯然之醫案：

陸養愚治吳少恭老先生年五十，新得美寵榮歸祭祖跪拜間就倒仆，汗注如雨，渾身壯熱，扶至床褥人事不省，速接名醫治療，眾醫齊集俱，謂先用純牛黃灌之，予後至診其脈關尺浮數而空，兩寸透入魚際，此陰虛甚而陽亢極也。因謂病家曰無灌牛黃，灌之即死矣。

急用生地自然汁一升、人參一兩、麥冬五錢、五味子一百粒煎濃灌之至二三服，神氣稍定汗止，是夜似睡非睡

至五更時作恐懼狀,如人將捕之,至清晨又作盛怒狀,罵詈不止,至午間又大笑一二時至薄暮又悲泣,自此夜靜日作,病家以為鬼祟,眾醫束手。

予思之此即內經所謂五精相併也,並於腎則恐,並於肝則怒、並於心則喜、並於肺則悲。劉河間云平時將息失宜,腎水不足,心火亢極乃顯此症。夜間陰盛邪乃暫息,日間陽隆遂遊行五臟而無已時也。乃用前方減人參(六錢),旬日間或但悲笑或但罵罷恐懼,人事時省時不省,飲食與之盡食方止,不與不思索,大小便亦通,至半月後,而詀妄不作,自後調養氣血之藥至百劑而始癒。

盧紹庵曰:腎水衰極火無制而避並五臟,五更腎水用事之時火並而作恐懼狀;清晨肝小用事之時木並而作怒罵狀;日中心火用事之時火並而作喜笑狀;薄暮肺金用事之時火並而作悲泣狀。茲有吳公之奇症,故天生先生之奇人以治之,有先生之絕技故天假吳公之怪病以顯之耶。

● 第十二節　夜劇而熱陽下陷陰

凡病夜則增劇煩熱而晝安靜者是陽氣下陷於陰分之病也,又名曰熱入血室。

● 第十三節　夜劇晝靜辨

夜陰也,寒陰也。凡病夜則增劇寒厥,而是陰病有餘。熱在氣分,晝安靜者,是陰自旺於陰分,血病而氣不病也。

【治法】宜小柴胡、加山梔、連翹、貝母、地骨主

之。

按日輕夜重者，則陽得其位，而氣旺故病減，夜則陽失其位而氣衰故病重。經曰至於所生而持，自得其位而起是也。

例外，日輕夜重為血病，此道之常也。雖似血病，實氣病。

前證醫案：汪石山治一人年十七八時因讀書忍饑感寒得瘧，延纏三年，瘧愈寒氣臍左觸痛，熱熨而散，仍或發或止，後因新娶往縣復受飢寒似病傷寒，吐二日夜不止，即服理中湯、補中益氣湯、固本丸、補陰丸、豬肚丸，其吐或作止，飲食少進，續後受飢勞倦食則飽悶，子至午前睡安略爽，食稍進，爾後氣升便覺脹悶，胸膈漉漉水響，四肢微厥，吐水或酸或苦亦有間日吐者，大便燥結，小便赤短，身體瘦弱不能起止。

汪曰雖不見脈見證，必是稟賦素弱，不耐飢寒，宜作飲食勞倦為主，而感冒一節且置諸度外，夫氣升脹悶觸痛者，脾虛不能鍵運，以致氣鬱而然，胸膈漉漉水聲，謂之留飲。

乃用獨參湯補養其氣血，加薑以安其嘔吐，黃柏以降其逆意，初服三貼臍左痛除吐止，將人參加作一兩吐又復作，此由補塞太過而無行散佐使故也。

人參減作七錢，附子五分，炮薑七分，半夏八分，蒼朮、厚朴各七分，茯苓一錢，服至二十餘劑吐止食進，餘病皆減，頗喜肉味，以手揉其肚尚有水聲汩汩。微感寒，腹中氣猶微動或時鼻衄數點，近來忽瀉二日而息，才住前

藥又覺不爽。前方加黃耆（四錢）、山梔（七分），減黃柏如舊減服。或曰吐水或酸或苦，大便閉燥，小便赤短，諸書皆以為熱。凡病晝輕夜重諸書皆為血病。

今用薑附者何也？蓋吐水酸苦，由脾虛不能行濕，濕鬱為熱，而水作酸苦也，薑附性熱辛散，濕逢熱則收，鬱逢熱則散，濕收鬱散酸苦自除。大便燥結者由吐多而亡津液也。小便短少者由氣虛不能運化也，故用人參以養血氣，則血潤燥除氣運溺通矣。

若用苦寒之劑則苦傷血，寒傷氣反增重病矣。日輕夜重為血病者道其常也。此則不然，雖似血病，實氣病也。醫作血病，而用固本補陰等藥反不解，非血病可知，可以日輕夜重，日則陽得其位而氣旺故病減，夜則陽失其位而氣衰，故病重。

經曰至於所生而持，自得其位而起者也，故病則有常有變，而醫不可不達其變也。

病將癒猶或鼻衄數點者，此浮留之火也。加山梔，氣味薄者以潛伏之久，當自癒後，聞食母豬肉前病復作，汪曰臟腑習熟於藥，病亦見化於藥，再無如之何矣。

● 第十四節　晝劇夜靜辨

晝陽也，熱陽也。凡病晝則增劇煩熱而夜安靜是陽自旺於陽分，陽病有餘。氣病而血不病也。

【治法】宜四物湯加黃柏、知母、芩、連、山梔、丹皮、柴胡主之。

按氣虛者，朝重夜輕，血虛者，夜重朝輕。

● 第十五節　正氣虛之病夕加重

凡病夕加者，以夕則人氣始衰，邪氣始生故加也。病至精神因弱則為正氣不能勝邪，正氣虛也。

● 第十六節　濕熱病午後發熱

濕熱病午後熱甚，狀如陰虛者。濕為陰濕，陰邪自旺於陰分，故與陰虛同一午後發熱也。

一、發熱有陰虛而陽氣偏勝者。

二、發熱有陽虛而下陷陰中者。

三、發熱有邪閉清陽阻遏經腑者。

三者皆能令人發熱。

午後發熱論：午後發熱，今人僉以為陰虛，大劑補陰，愈補愈劇，至死不悟。蓋陰虛發熱原在午後。要知陰邪自旺於陰分，亦午後身熱也。

如伏暑，燥證，濕中生熱，瘀血作塊，幼兒食積夜熱之類，皆陰邪自旺於陰分，最忌陰柔滋膩。

大抵陰邪之午後暮夜發熱，五更必有微汗而解（此汗今人皆指為盜汗）。

虛勞午後暮夜發熱，必無汗而解。再合之色脈他症，舌苔飲食嗜好，自無難辨者矣。

● 第十七節　內傷外感寒熱辨

寒熱無間為外感，有間為內傷。午寒夜熱則為陰虛火動。

一產婦朝吐痰，夜發熱，晝夜無寐，或用清痰降火，肌體日瘦，飲食日少，前症愈甚，餘曰早間吐痰，脾氣虛也，夜間發熱，肝血虛也，晝夜不寐脾血耗也。用六君子湯、加味逍遙散、加味歸脾湯，以次調補而痊。

● 第十八節　飲食之喜寒熱

喜冷則為中熱，喜熱則為中寒。

● 第十九節　手掌冷熱

丹溪心法載手足心熱屬鬱，用大鬱湯。山梔、香附或加蒼朮、白芷、生半夏、川芎，右為末，神麴糊丸服，此方治手心發熱。

一、手背熱為外感。

二、手心熱為內傷。

三、手背手心俱熱為內傷兼外感，《萬病同春》云，手心熱者邪在裡也，手背熱者邪在表也。

（一）原則：外感發熱，手背為甚，內傷發熱，手心為甚。又手足心熱，勞心之人大抵如是。

又云，手足溫者陽證也，手足冷者陰證也。

赤水玄珠云手心熱者，心與包絡火盛也。

手背不熱為虛。

（二）例外：凡暑邪邪在脾胃，其手心無不熱也，自汗出手背無不熱也。常變如此，不可不知。

王孟英云：李東垣諄諄以內傷熱外感為言，而溫熱暑溫之病初起極類內傷，往往身未發熱，而手心先熱或兼眩

暈自汗，設泥古法而不辨證禍可言哉。

溫證手臂痛，溫證初起手臂痛者乃風淫末疾也，初起解表汗下後益氣養血與肩背痛同治。見《廣溫熱論》

（一）心熱：熱在血脈，日中則甚，心煩掌熱。

（二）肺熱：熱在皮膚，日西乃甚，灑淅漸喘欬。

（三）脾熱：熱在肌肉，遇夜尤甚，倦怠嗜臥。

（四）肝熱：熱在筋膜，寅卯則甚，筋緩善怒。

（五）腎熱：熱蒸在骨，夜半尤甚，骨蒸如酥。

（六）瘀血發熱：翕翕發熱，自汗盜汗。

（七）幼兒食積發熱：熱甚在胸腹，更參脈舌便尿而細辨之，自不誤耳。

● 第二十節　臟之五惡

①心惡熱；②肺惡寒；③肝惡風；④脾惡濕；⑤腎惡燥。

二項：問頭身

問頭身，問其頭可察上下，問其身可察表裡。頭痛者邪居陽分，身痛者邪在諸經，前後左右陰陽可辨，有熱無熱內外可分，但屬表邪可散之而癒也。葉批此但言外邪。

● 第一節　內傷外感頭痛辨

痛無間歇為外感，痛有間歇為內傷。

例外：凡濕熱相蒸，勞動則熱，動而頭痛。靜息則熱，伏而不痛，故亦時痛時止也。

● 第二節　內傷外感身痛辨證

外感則為邪居表分，內傷則為氣血不通，身重痛者，為夾濕氣。

● 第三節　頭痛各症

一、頭痛之分列如下：

（一）屬太陽者，自腦後上至巔頂，其痛連項，以太陽經行身之後故也。

（二）屬陽明者，上連目珠痛在額前，以陽明經行身之前也。

（三）屬少陽者，上至兩角痛在頭角，以少陽經行身之例也。

（四）屬厥陰者，厥陰之脈會於巔頂，故頭痛巔頂。

（五）屬太少陰者，二經雖不上頭然痰與氣逆壅於膈，頭上氣不得暢而亦痛。

（六）辨法：六經各有見症如太陽項強腰脊痛，陽明胃家實。

少陽口苦咽乾目眩之類是。

二、頭痛之辨證

（一）**火盛頭痛**：凡火盛於內而為頭痛者，必有內應之症或在喉舌耳目，別無寒熱表症，此熱盛於上，察在何經，宜清宜降。若用輕揚散劑，火上升而痛愈甚矣。葉批：必以河間丹溪之法治之，寒涼之藥可廢乎。

（二）**陰虛頭痛**：凡陰虛頭痛者，舉發無時，因酒色

勞苦情慾，其發則甚，此為裡證，或精或氣非補不可。葉批：陰虛必陽亢，未可竟補，必兼滋陰降火為治。

（三）**陽虛頭痛**：頭痛屬裡者多因於火，亦有陰寒在上，陽虛不能上達而痛甚者，其之症則惡寒、嘔逆，六脈沉微或兼弦細，此陽虛頭痛也。

葉批：頭痛屬陽虛，百中一二，所以多因於火也。

（四）**眩暈頭重**：眩暈或頭重者可因之以辨虛實，葉楷：頭重與眩暈，不可混同立論。凡病中眩暈，多因清陽不升，上虛而然。為丹溪云無痰不作暈，殊非確論。

葉批：果有確見而言之，如體氣肥胖，過食厚味醇酒，胃中必有痰飲，隨肝火升騰而作暈者也。

予歷症四十年，治眩暈皆以二陳加黃連、山梔、鉤藤、天麻、柴胡、白芍，而癒者多矣。虛則加參、朮，如瘦人而胸前無阻滯，胃中無痰，可用地黃湯加黃柏之類。

蓋此證因痰火者多，長沙治眩，亦以痰飲為先也。

（五）**上虛頭痛**：頭痛屬上虛，經曰上氣不足，腦為之不滿，頭為之苦傾，此之謂也。

葉批：眩暈之疾，因痰火者多，仲景治眩亦以痰飲為先，非獨丹溪，然丹溪亦言補虛頭重屬濕氣者多，未可為上虛，經云邪之所在皆為不足，上氣不足，腦為之不滿，耳為之苦鳴，此言邪乘虛客之，非竟言虛也。火盛者，仍以清涼寒藥治之。

張石鈞曰：羌活，甘草之辛甘發散僅可治風，未能散火，得黃芩以協之，乃分解之良法也，黃芩雖苦寒專志肌表，所以表藥中靡不用之，觀仲景黃芩湯，柴胡湯及奉議

陽旦湯可知。

季按張解以黃芩專走肌表為分解良法，吾向疑羌活治風，於火不宜，今始釋然。

齊有堂曰項強，前額兩側連痛，為陽明少陽表症，宜桂枝、葛根、柴胡，以解三陽在經之表。

長洲張氏曰：若農夫田野及慣力役之人，過受燔灼頭角額痛發熱大渴引飲，脈洪汗大泄者，急作地漿水煎白虎湯加蒼朮。

吳江徐氏曰暑不挾濕蒼朮禁用。

● 第四節　額與眉棱俱痛治法

治風火相煽眉棱骨痛

一、選奇湯（東垣）：防風（一錢）、羌活（三錢）、酒黃芩一錢、冬不用如能食熱痛者禁之，甘草（三錢夏生、冬採用）、生薑一片。

冬月去黃芩加香豉（三錢）、蔥白二段。

如痛連魚尾為血虛。加黃耆（三錢），當歸（一錢），日晡發熱為血熱，加白芍（一錢五分），目赤加菊花，鼻塞加細辛，夏日近火痛劇為伏火，加石膏（三錢），頭風痛熱不止加石膏，麻黃不應屬血病也，加川芎兒茶。每服（三錢）水煎稍熱食後服。

二、脈弦而兩額角傍痛，寒熱口苦。小柴胡去人參、薑棗半加栝蔞根（周氏曰但去人參）。

三、眉棱骨、眼眶痛者係肝血虛，見光則痛，逍遙散主之。

● 第五節 頭痛各種治法

一、脈左弦數，右偏頭痛，右齒痛治法：

連翹、薄荷、羚羊角、夏枯草花、黑梔皮、鮮菊葉、苦丁茶、乾荷葉邊。

二、頭瘍眩暈及偏頭痛：主血燥風熱。

藥解：夏枯草辛寒治頭瘡。

三、額痛醫案：秦笛橋治某右脈弦數，寸部最甚，左脈虛細沉弦，右額角疼痛，日輕夜重，現右目羞明少光，甚則胸泛指麻口乾。夫肝從上升，肺從右降責之肝陰不充，肝陽上引，少陽相火侵及肺金。

前醫謂中風寒，恐與無涉，姑擬輕清宣揚，以冀火衰風熄，然後和血為主。

黑荊芥、粉丹皮、池菊炭、荷蒂、炒歸身、炒山梔、白蒺藜、黑樓豆、炒川芎、石決明、冬桑葉。

四、頭痛牽連兩眉棱骨者係痰火。

五、頭偏左痛醫案：

王孟英治葉書三患咳逆上氣，頭偏左痛，口渴不飢，便瀉如水，王瘦石薦孟英視之曰：此肝陰胃汗交虛時，令燥邪，外薄與育陰息風清燥滋液之法日以漸安，服及兩月大解反形乾結而瘁。

六、遍身作癢如蟲行之醫案：

薛已治一婦年七十五遍身作痛，不發熱而痛久虛無汗屬火，筋骨尤甚不能伸屈，口乾目赤火，頭暈痰壅胸膈不利，小便短赤，夜間殊甚，遍身作癢如蟲行（身癢陰虛有

四證）。

用六味丸料加山梔、柴胡治之，諸症悉癒。

七、巔頂頭痛醫案：

劉雲蜜曰：一婦季冬受寒至於仲春，巔頂並左後腦痛，是原病手足太陽寒水，寒火鬱化熱上行，以病於手太陽，因風升之化不達，而病亦在左厥陰也。經謂過在巨陽厥陽者誠然，診者云手太陽熱甚於風，足厥陰熱勝於濕，更謂脾肺亦有鬱熱，余止治手太陽而微兼肺，以手太陽之氣化在肺，主氣者也。心有微熱並治足厥陰，以風升之化達，而手太陽之氣化乃暢，更微利小腸以通血脈，而和其氣，並心經之熱亦去，故不必多治他經也。按此亦治巔頂之一因、見寒者溫治之未盡耳。

酒片芩二分半、酒枯芩一分半、蔓荊子二分半、防風一分半、黃連二分半、柴胡三分、藁本三分、升麻二分、川芎二分、酒黃柏三分、木通四分、牛膝三分，水煎一劑立癒。

八、頭角額痛，發熱大渴引飲，脈洪大，泄者，急作地漿水煎白虎湯加蒼朮。

九、治偏正頭痛第一方：

白芷（二兩半）、川芎（炒）、甘草、烏頭（半生半熟各一，末散細），茶調服。

● 第六節　頭項脊背腰臀腿諸痛辨治

頭項脊背腰臀腿諸疼，有內傷外感之別，內傷多虛，亦屬氣不宣行，外感多實，總由客邪阻氣，李晉恆別駕謂

督是一身總氣管，知此可悟其治法矣。

● 第七節　各類之身痛

一、身痛屬於寒者，凡身痛之甚者，經曰痛者寒氣多也。有寒故痛也，必溫其經使血氣流通，其邪自去。

葉批：以通引經絡為主，理氣引滯則痛自止。

二、身痛屬於陰虛者，凡勞損病劇忽加身痛之甚者，此陰虛之極，不能滋養筋骨，營氣憊矣。

葉批：仍有陰虛而筋骨身痛者，必宜滋養，豈可用溫熱藥乎。

● 第八節　身重頭痛之辨證

一、張隱庵曰凡身重皆太陰脾土為病，蓋太陰主肌肉，土氣不和，不能外通肌肉，故身重。

二、至身重不能轉側則又屬少陽證矣。

三、血虛頭痛及遍身疼痛，屬內證者，誤用羌活反致作劇。

四、問其頭痛為邪盛，不痛為正虛，暴眩為風火與痰，漸眩為上虛氣陷。

五、問其身之部位以審經絡，又一身重痛為邪甚，軟弱為正虛。

六、又解後額熱，此胃中餘滯未清，額屬陽明，故獨熱宜清疏之。

七、風溫病，自汗出，身重多眠睡，鼻息必鼾。

溫證周身骨節痠痛，肩背手臂腰臍脛足諸痛已列於

前,則痛已周身矣。

茲復列周身骨節瘈痛者,何蓋以痛在一處邪有專注痛在周身邪則分佈也。專注之邪須通凝澀,分佈之邪,須解其束縛,故治周身瘈痛疏表其大法也。而酸與痛有別,酸輕而淺,痛重而深,瘈痛與拘攣又有別,瘈痛舉動如常拘攣屈伸不利。瘈痛在營衛,拘攣病在筋脈。瘈痛拘攣又有上下深淺之不同。在身半以上為末疾,淺而易解。在身半以下為本病,深而難祛。

上下之瘈痛拘攣又有未經汗下與已經汗下之不同,未經汗下屬邪盛宜宣伐,已經汗下屬正虛,宜調補,明乎此則瘈痛在周身,在一處治各有所當,關解表諸方人參敗毒散、九味羌活湯,六神通解散,大羌活湯。

溫證脛腿痛酸:

(一)溫證初起脛腿痛酸者,太陽筋脈之鬱也,獨活為主。

(二)兼攣者,治在筋加秦艽、木瓜。

(三)兼腫者,治在內加木通、赤芍、檳榔。

(四)兼軟者,屬濕溫,俗名軟腳瘟。往往一二日即死。宜白虎加蒼朮湯或蒼朮、黃蘗。

【結論】此與膝痛頗同,未經汗下則解,表藥中加一二腫痛專藥。表證已解唯留此一二證未癒者當止邪治之,若屢經汗下而見亦以補腎為主,否則殆。

溫證身重:

(一)溫病,起身重者,濕勝於熱也,蒼朮為主。

(二)二三日至四五日傳變之後汗出更熱,而身重

者，熱壅其經脈也，白虎湯主之。

（三）傳裡表無熱，舌燥便秘腹痛拒按而身重者，內結而氣不達於表也，三承氣主之。

（四）屢經汗下表熱已退身重不可移動，脈虛而無根，舌上無苔，二便自通者，陰陽兩亡，筋脈枯竭也，審其陰陽偏勝而治之。

1. 偏於亡陰多燥證，六味合四物為主。

2. 偏於亡陽多脾胃證，六君子合生脈為主。

3. 若陰陽俱竭，則以生脈合六味亦陰陽並補。

● 第九節　身痛有邪盛血虛之別

一、表邪盛則身痛，其脈浮緊，宜汗解。

二、血虛身亦痛，其脈沉遲，宜新加湯。

要言之，盛者宜損之則安，虛者宜益之則癒。

● 第十節　身癢之辨治

一、陽明無汗，皮如蟲行主久虛。

【治法】尤附湯、黃耆建中湯。

二、風熱身癢，發熱無汗，口燥舌乾，小大便秘澀。

【治法】防風通聖散加羌活

三、風證身癢。

【治法】小續命湯去附子加白附子。

四、血虛身癢。

【治法】四物湯加浮萍。

第十一節　身重與身痛不能轉側之區別

一、身重不能轉側者，下後血虛，津液不榮於外也。經曰傷寒八九日，下之後胸滿煩驚，小便不利，譫語，一身盡重，不可轉側者。

【治法】柴胡加龍骨牡蠣湯主之。

二、身疼不能轉側者，風濕相搏於經而裡無邪也，經曰傷寒八九日風濕相搏，身體煩痛不能轉側，不嘔不渴，脈浮虛而澀者。

【治法】桂枝附子湯主之。

第十二節　頭暈身重之醫案

一、身重異常係少陰極虛之症

馮楚瞻治洪氏子，因勞傷發熱，頭痛咳嗽脅痛。醫謂傷寒，大用發散，一劑汗大出熱更甚，神昏見鬼，燥渴舌黑，身重足冷，徹夜不寐，困頓欲絕，脈細數無倫，胃脈微極，此勞傷中氣發熱。東垣補中益氣湯，為此等病而設令陰陽氣和自能出汗而解，今更虛其虛，陽氣發泄殆盡，所以身愈熱而神愈昏，陰陽既脫自爾目盲見鬼，津液既亡，所以舌黑足冷，至於身重異常，此乃足少陰極虛之證，蓋腎主骨，骨有氣以舉則輕，否則重也。

與熟地（二兩）、炒麥冬（四錢）、乳炒白朮（五錢）、牛膝（二錢）、五味子（一錢）、附子（二錢）。

濃煎人參（一兩）煎汁沖服。

口渴另用熟地（二兩）、麥冬（五錢）人參（八錢）

濃煎代茶。三四劑後汗收熱退，舌潤神清，咳止食進，後用生脈飲送十補丸（五錢），再以歸脾加減，煎膏成丸彈子大，圓眼湯化服痊癒。

腎有氣以舉則輕，否則重。

二、虛風秘結汗出頭暈

王孟英治王子庵令堂年已古稀，患便秘不舒時欲挈掙，汗出頭暈，醫謂其肝氣素滯，輒與麻仁丸等藥其勢孔亟，伊壻陳載陶屈孟英診之，脈虛弦而弱是虛風秘結。

予人參、蓯蓉、當歸、柏子仁、冬蟲夏草、白芍、枸杞子、楝實、胡桃仁，數服而癒。

次年秋患脘痞痛脹，醫者率進溫補香燥之藥馴致形消，舌絳氣結津枯，始延孟英視之不及救矣。

● 第十三節　手足太陽之辨證

張石頑曰：頭項痛腰脊強，惡寒，足太陽膀胱也，發熱面赤惡風，手太陽小腸也。

● 第十四節　項強之證辨

一、暴強則為風寒，久強則為痰火（久強人多未知）。

二、諸痙項強皆屬於濕。

【外治法】右頸腫突，芙蓉葉杵爛塗之，治一切癰疽腫毒有殊功。

濕證項強：

（一）溫證初起項強兼發熱乃邪越於太陽經也，羌活

為主。

（二）狂燥正盛而項強熱壅經脈也，石膏黃芩湯主之。

（三）屢經汗下發熱已退而後項強者，血燥而筋無養也，四物六味為主。

（四）此外若傷寒發痙之項強，亡陽漏風之項強則又有仲景之法在。見廣溫熱論。

溫熱之汗：

（一）自汗：溫邪自內蒸出於表，初起作寒熱時多自汗甚至淋漓不止，不可以表，虛論兼頭痛身痛仍以解表為主，羌活、柴、葛之類。

1. 兼煩渴宜治明之熱，白虎黃芩之類。

2. 有熱有結，破結熱始解，小陷胸三承氣之類。

3. 直至屢經汗下邪已全退，脈虛而舌無苔，二便清利如常，內外無熱證方可從虛斂汗。

【**結論**】蓋以溫澄得汗為邪有出路而宜斂汗者恆少也。

（二）溫證初起盜汗者，邪在半表裡也。

1. 胸肋痞悶達原飲小柴胡湯。

2. 汗下後大熱已退有盜汗者餘邪不盡也。小承氣小陷胸，吳氏承氣養營諸方，清其伏匿餘邪盜汗自止。

（三）戰汗：溫證不論起初末傳以戰汗為佳兆，以戰則邪正相爭，汗則正逐邪出，然有透與不透之分。

凡透者汗必淋漓，汗發身涼，口不渴，舌苔淨，二便清，胸腹肋無阻滯結痛，始為邪解之戰汗，否則餘邪未

盡，而腹熱，則又有再作戰汗而解者。有戰汗須三四次而解者，有戰汗一次不能再戰，待屢下而退者。有不能再作戰汗既加沉困而死者。總視其本氣之強弱何如耳。

凡戰汗之時不可服藥補，則戰汗止而汗不透留邪為患。

汗下則太過而成虛脫，應聽戰汗透徹再觀脈證施治，當戰時或多與熱湯飲之助其作汗戰汗之時脈多停止勿訝，待戰汗之後脈自見也，大抵戰汗之脈以浮為佳，邪出於表也。若見虛散微澀，煎獨參湯以待之，防其脫也，貧者來飲聊代之，然必察其戰汗後係邪淨而氣欲脫方可用補，凡戰汗後神靜者吉；昏躁者危氣細者吉；氣粗而短者危，舌痿不能言者死，目眶陷目轉運戴眼反折者死。

形體不仁，水漿不下者死。戰汗雖為佳兆，大有吉凶，而所以得戰之由亦非一致，常見服大發汗藥毫不得汗，而飲水得汗者，又有用下藥得戰汗者；活血涼血得戰汗者；生津益氣得戰汗者種種不一，當知戰汗乃陰陽交和表裡通達自然而然非可強致也。

（四）狂汗：溫證臨解有忽手舞足蹈跳床投榻而發作汗者最為駭人。然須驗是否作汗，作汗之脈浮而緩，浮為邪還於表，緩則胃氣自和，待汗透自癒。

若脈浮洪浮數浮滑浮散雖有汗亦為發狂非作汗也。

自汗不第屬陽虛，盜汗不第屬陰虛，辨方書皆謂自汗屬陽虛，盜汗屬陰虛，余按何西池醫碥云傷寒始無汗，後傳陽明即自汗，豈前則表實後則表虛乎。

又云：人寤則氣行於陽，寐則氣行於陰，若其人表陽

虛者遇寐而氣行於裡之時，則表更失所獲而益疏，即使內火不盛而陽氣團聚於裡與其微火相觸發亦必汗出，是則自汗不第屬陽虛，盜汗不第屬陰虛矣。

手冷如冰，頭目自汗，昧者鮮不畏為陽虛自汗。余治冷朱氏引澤民汗出如雨，肢冷如冰，始終投以白虎合生脈散數劑而癒，以正值酷暑，時與此案，頗相符合故錄之。

● 第十五節　頭脹痛屬暑風襲肺之治法

用撫芎（二分）同石膏包煎。

● 第十六節　手稍稍冷之辨證

冷則為感寒，不冷則為傷風，素清冷則為體虛。

● 第十七節　手足癱瘓之證辨

一、左手足臂膊不舉或痛者屬血虛有火。
二、右手足臂膊不舉或痛者屬氣有痰。

溫證足痛：

溫證初起足痛，有因素有腳氣痼疾者，但治溫邪於解表，藥中微加檳榔、木通，若已經汗下表裡俱平而足痛不止，則消息其腎家虛實同膝脛痛法治之。

● 第十八節　兩足皮膜痛之治案

葉天士治某兩足皮膜撫之則痛，由厥陰犯陽明胃厥所致。脈弦而數治當疏泄。

川楝子、延胡、青皮、黑山梔、歸鬚、桃仁、橘紅、

炒黑楂肉。

　　足心熱宜滋腎丸，此丸治陰虛大渴小便澀痛，熱起足
心。

　　滋腎丸係大補丸十分加知母七分，肉桂一分，滴水為
丸，食前沸湯下七八十丸。

　　凡熱在足心直股內而入腹者，謂之陰火，起於湧泉之
下，雖熱而不發渴為熱在膀胱，滋腎丸主之（見張氏醫
通）。

● 第十九節　腰脊肩背尻骨之痛

　　一、腰為腎系所貫，脊為髓筋所通，脊所重者全在於
腰。腰脊為身之大關節。

　　（一）辨證：

　　1. 督之為病，脊強而厥冷。

　　2. 腰者腎之府，轉搖不動腎將憊矣。

　　3. 項背強者，太陽表邪也。

　　4. 老傷則喜忘其前言，腰脊不可以俯仰屈伸。

　　5. 暴痛為外感，久痛為腎虛挾滯。

　　（二）藥味：

　　1. 雞頭實主濕痺腰脊膝痛。

　　2. 萆薢主治風濕腰濕痛強，以其燥濕宣通也。

　　3. 薏苡仁白朮利腰臍間氣。

　　4. 枸杞治風濕之腰背強，以其活絡周轉血脈。

　　二、背者胸中之府，背屈肩垂腑將壞。暴痛為外感，
久痛為虛損挾鬱。

孫東宿曰治腰痛用威靈仙，此治痛之要藥，為細末每服二錢。以豬腰子一枚劈開摻藥在內，濕紙煨熱，五更細嚼熱酒下。鈞元載凡寒濕腰痛，治以溫補而未盡霍然者，因溫邪留滯在經，他藥不能祛也，須於滋陰益陽中用此味同蒼朮為主乃獲痊癒。

三、尻骨腰以下十七椎至二十一椎五節之骨也，末節名尾閭，一名骶端，一名橛骨，一名窮骨。暴痛為太陽經邪，久病為太陽經火。按徐靈胎曰腰痛屬虛者固多，而因風寒、痰濕、氣阻、血凝者亦不少，一味蠻補必成痼疾，不可不審。

溫證腰痛酸：

（一）溫證腰痛兼發熱者，太陽受病也。獨活為主，兼病加法如下：

1. 兼脹者氣滯也，加檳榔。

2. 兼重者夾濕也，加蒼朮。

3. 牽引少腹及兩脅者氣滯血瘀也。加青皮、烏藥、赤芍、元胡，通理氣血疏達腎肝。以上皆邪盛時實證治法。

（二）初起夾腎虛陰傷者，腰痛獨甚於周身兼酸痿無力，尺脈且弱，後來傳變必危。當初起在表即加人參、知母、生地，預顧其陰，則危殆差減，若徒用攻伐之品邪之深入者，未必去而陰液大傷陽氣驟脫，則沉昏舌黑，直視失尿，厥逆諸證迭見。

【注意】腰乃腎府，為先天根本，腎虛則腰痛，治溫邪者不可不察。

【結論】要知溫邪初起時腰痛尚有虛實之分，若汗下

後而見腰痛其為腎虛不待言，治宜六味四物，若更與疏通則大誤。

● 第二十節　肩背症各種治案

一、肩背牽引不舒案：尤在涇治某寒熱後，邪走少陰之絡，猝然不語，肩背牽引不舒，宜辛以通之。

菖蒲、遠志、甘草、木通、當歸、丹皮、丹參、茯苓。

柳寶詒云按，方法輕靈，恰合餘邪入絡治法。

二、背常惡寒案：王旭高治某，背為陽位。心為陽藏，心之下即胃之上也，痰飲竊踞於胃之上口，則心陽失其清曠，而背常惡寒，納食哽噎，是為膈證之根，蓋痰飲屬陰礙陽故也。

川附、桂枝、薤白、丁香、杏仁、栝蔞皮、白蔻、豆豉、神麴、旋覆花、竹茹、枇杷葉。

按昔治湯叙五之背惡寒亦用附子湯，但未用化痰藥故不效耳。

三、背寒獨甚案：王旭高又治某舌白脘悶，背寒獨甚，擬宜通陽氣以化痰濁。

麻黃、桂枝、杏仁、炙甘草、半夏、茯苓、陳皮、鹿角霜、石菖蒲（原注以上金匱法）。

四、背脊熱而眩悸案：王旭高又治某臍以上有塊一條，直攻心下作痛，痛連兩脅，此屬伏梁為心之積，乃氣血寒痰凝聚而成，背脊熱而眩悸營氣內虧。法以和營化積。

當歸、半夏、瓦楞子、香附、丹參、茯神、陳皮、木香、川楝子、延胡、砂仁。

【**藥性**】瓦楞子甘鹹平化痰積消血塊。柳寶詒云按方亦平穩熨帖。

五、氣攻背脊如火之灼案：

王旭高治某肝為風臟而主筋，心為火臟而主脈，心包絡與三焦相為表裡俱藏相火，心包主裡，三焦統領一身之絡，此病起於病後心中嘈熱，胸前跳躍繼而氣攻背脊如火之灼，或大或小或長或短皆在經絡脊脈之中，良由病後絡脈空虛，相火內風走竄，如絡非清不足以熄火，非鎮不足以定風，然而絡脈空虛使非堵截其空隙之處，又恐風火去而復入，故清火熄風填竅三法必相須為用也。第此證實屬罕見，醫者意也以意會之可耳仿仲景法：

羚羊角、寒水石、滑石、紫石英、龍骨、石決明、生石膏、磁石、赤石脂、牡蠣、大黃、甘草（各二錢）。

上藥研末，每服（一錢），一日三服。用大生地一兩、百合一兩煎水調服。

柳寶詒云，按金匱中風門有侯氏黑散風引湯二方，其用意以填竅為主，喻西昌論之詳矣，諸者取喻氏之論觀之即識此方之意。

溫證肩背痛酸：

溫證初起肩背痛並發熱者，足太陽經脈受邪也，證同項強亦羌活為主，解表則痛自己。戶背痛而脹兼胸脅。脹者邪客募原也。草果、厚朴、檳榔、萊菔子為主，已經汗下身熱退而肩背痛不止者則有經隧阻滯，血脈空虛之別。

經隧阻滯者，脈多有力。證多熱渴，清熱治血為主，黃芩、赤芍、歸尾、紅花之類。血脈空虛者證多痿困，脈多芤澀，養血益氣為主，六味生脈或四物合參耆之類。又有平素勞倦內傷而背痛者，膏肓二穴者當以東垣內傷諸論察之。《廣溫熱論》。

● 第二十一節　脛臂膝足各類之問法

一、脛臂冷否

脛是足節，肢是手節。凡陰病厥冷，兩臂皆冷，但脛冷臂不冷則非下厥上行，故知非陽微寒厥，而合用祛濕藥。

二、脛酸眩冒

髓空無力則脛酸，精衰則氣去，故眩冒不知。

三、膝痿軟否

暴痿軟則為腳氣或胃弱久病則為腎虛。

四、驟感風濕兩膝刺痛痿軟治案

王孟英治一勞力人，陰分素虧，驟感風濕，兩膝刺痛痿軟不能稍立，此病延久即成鶴膝風。

王孟英以六味地黃湯加獨活豆卷一劑知二劑已。

五、腳腫痛否

腫痛者多風濕，不腫脛枯時而痛者為血虛，為濕熱下注。

溫證膝痛酸

（一）溫證初起膝痛發熱者邪在太陽經也。獨活、檳榔為主。兼證加藥如下：

1. 兼軟者濕甚也，蒼朮為主。

【注意】特太陽之一證，初起以解表為先，膝痛專藥一二味而已。

（二）若經汗下表邪大勢已解，便當審其邪氣之有無正氣之虛實，倘餘邪尚有不實，則下部必仍有濕熱壅滯，如骨蒸，十便黃亦之證，可見，薏苡仁清濕熱，檳榔、木通通其滯。

（三）筋攣則秦艽木瓜，筋緩則蒼朮、防己，紅腫則丹皮、赤芍、續斷、芎歸。

（四）無餘邪而見心悸，二便頻數，更尺脈弱小者則六味加牛膝、枸杞、知藥滋陰益腎，專顧其虛，不然必致殘廢。見廣溫熱論。

● 第二十二節　鼻與咽之問法

一、鼻有涕否：或無涕而燥，或鼻塞，或素流涕不止，或鼻痔，或酒齄。

肺熱甚則出涕為鬱火，病兩寸必浮數，故熱結鬱滯，壅塞而氣不通，江應宿用昇陽散火湯。

【方用】升麻、白芷、黃芩、牛蒡子、連翹、石膏、防風、當歸、荊芥、白蒺藜、甘草。

二、咽痛否：暴痛多痰熱，慣痛多下虛。

咽痛齦腫治案：王孟英治許安卿患咽痛，瘍科黃秀元連與升散之藥，延及齦腫牙關不開，舌不出齒，自汗脈澀，絕穀瀕危，其族兄辛泉逆孟英往勘，即洗去滿頸敷藥，而以菊葉敷塗，吹以錫類散。煎犀羚、元參、射干、

馬勃、梔、貝、山豆根等藥灌之數日始痊。

● 第二十三節　心煩痛之問法

一、心痛否，暴痛屬寒，久痛屬火、屬虛。

二、心煩否或煩躁不寧，或欲吐不吐，謂之嘈雜；或多驚恐，謂之怔忡。

三項：問汗

問汗者以察表裡也，各類列之如下：

（一）有汗無汗辨：

1. 凡表邪盛者必無汗，有汗則邪隨汗去。

2. 然有邪在經而汗在皮毛者，有汗後邪減未盡者，不可因有汗而謂無表邪也。葉批但言傷寒之汗。

3. 外感有汗則為傷風，無汗則為傷寒，雜證則為陽虛。

4. 問其汗之有無，以辨風寒以別虛實。

5. 傷風自汗不渴。

6. 中暍自汗渴。

7. 傷寒無汗脈浮緊。

8. 冬溫無汗脈不浮。

9. 下行為溺，上行為沫，旁溢為汗。

（二）溫暑之汗：凡濕暑證，有因邪作汗，有得汗不解皆表證也，表邪未除，在外則連經，在內則連臟，皆有證可憑，有脈可辨，葉批但言溫暑之汗。

（三）陽虛之汗：凡全非表證，有陽虛而汗者，須實其氣。

（四）陰虛之汗：凡全非表證，有陰虛而汗者，須益其精。

（五）火盛而汗，涼之。

（六）過飲之汗，清之。

以上論汗證之有陰陽表裡不可不察也。

葉批：如此治法焉得有誤。

一、汗之脈象

（一）汗，脈浮虛或濡或澀。

（二）自汗，在寸。

（三）盜汗，在尺。

自汗忌生薑，以其開腠理故也。

二、盜汗之辨證

（一）睡中出汗：外感則為半表半裡邪。

（二）內傷則為陰虛有火。

三、汗出之治案

（一）合目汗出案：王孟英治許叔超齡大母患虐，延孟英治之，脈弦滑而數，脘悶便秘合目汗出，口渴不飢，或慮高年欲脫。

孟英曰：此溫補挾素盛之痰所化，補藥斷不可投，與知、芩、蔞、杏、翹、貝、旋、茹、連、斛、雪羹為方，服果漸效。

（二）肢冷自汗，僅出頭面案：

王孟英治翁嘉順室，產後患風溫，經孟英治癒，病染於姑，孟英診曰，高年陰氣太虧，邪氣偏盛，玉版論要云，病溫虛甚死，言人之真陰甚虛，曷足以禦邪熱而息燎

原，可霽在雨候之期乎，至十四天果殞，而嘉順亦染焉。

初發熱即舌赤而渴，脈數且澀。孟英曰非善證也。蓋陰虛有素，值憂勞哀痛之餘，五志內燔，溫邪外迫，不必由衛及氣，自氣而營，急與清營，繼投涼血，病不稍減，且家無主藥之人，旁議嘩然，幸其舊工人陳七頗有膽識，力懇手援。

孟英曰，我腸最熱，奈病來頗惡，治雖合法，勢必轉重，若初起不先覷破早已殆矣。吾若畏難推諉，恐他手雖識其證，亦無如此大劑，車薪杯水何益於事，吾且肩勞任怨，殫心盡力以圖之，病果日重昏瞀耳聾，自利紅水，目赤妄言。

孟英唯以晉三犀角地黃湯，加銀花、石膏、知、斛、梔、貝、花粉、蘭草、菖蒲、元參、竹瀝、竹茹、竹葉、鳧茈、海蛇等出入互用，至十餘劑，舌上忽布穢濁垢苔，口氣噴出臭味難聞，手冷如冰，頭面自汗，咸謂絕望矣。

孟英曰生機也，彼陰虛熱邪深入，予一以清營涼血之法服已逾旬始得，營陰漸振，推邪外出乃現此苔，唯本元素弱不能戰解故顯肢冷，而汗僅出於頭面，非陽虛欲脫也。

復予甘寒頻灌，越三日汗收熱退苔化肢溫，自始迄終，犀角共服三兩許。未犯一毫相悖之藥，且賴陳七恪誠始克起死回生，繼以滋陰善後而康。

（三）有汗無汗之辨治案：召孫兆治俞伯道忽患微熱心下滿，頭痛汗不能解。眾醫以為溫病用表，有謂食在膈者，治之不癒，召孫至。

用半夏茯苓湯。問其故，曰頭有汗心下滿非溫病，乃水結胸也，小便既去，其病乃癒。

且如濕氣心下滿，自當遍身有汗。有食心下滿，豈得有汗。著言是表，身又不惡寒疼痛，表證仍在，故凡水結胸，頭必有汗。

（四）久不出汗案：龔子才治一人頭痛發熱憎寒，身痛發渴譫語，日久不出汗。

以大梨一枚，生薑一塊同搗取汁，入童便一碗，重湯煮熟食之，汗出如水即癒。

【藥解】生薑非發，何以能出汗。能行津液，蓋取橫散之功。

梨潤肺涼心，童便滋陰降火。

（五）大汗大渴外治法案：許少卿室大汗大渴，面赤足冷，徹夜不寐。

【外治法】燒鐵淬醋令吸其氣，蠣粉撲止其汗，生附搗貼湧泉穴甚效。

（六）文蛤散治自汗盜汗：五倍子為末，用津唾調，填滿臍中，以絹帛繫縛一宿即止，加白朮末尤妙。

又方：用何首烏末津唾調，填臍中即止。

溫熱之汗：

1. 自汗：溫邪自內蒸發出於表，初起作寒熱，時多自汗，甚至淋漓不止，不可以表。

虛論兼頭痛，身痛，仍以解表為主，若羌、柴、葛根之類。

（1）有熱有結，破結熱始解。小陷胸湯，三承氣之

類。

（2）直至屢經汗下，邪已全退，脈虛而舌無苔，二便清利如常，內外無熱證，方可從虛斂汗。

【結論】以溫證得汗，而邪有出路，而宜斂汗者，恆少也。

手足如冰，頭目自汗，昧者鮮不謂為陽虛自汗。余治冷朱氏汗出如雨，肢冷如冰，始終投以白虎合生脈散藥劑而癒。以時值酷暑，與此案頗相符，今故錄之。

余治周良田溫熱病，久不出汗，用養之五汁飲，汗大出而癒。

2. 盜汗：溫證初起，邪在半表裡也。

（1）胸脅痞悶達原飲，小柴胡湯。

（2）汗出後大熱已退，有盜汗者，餘邪不盡也，小承氣、小陷胸，吳氏養榮諸方，請其伏匿其餘邪，盜汗自止。

3. 戰汗：溫證不論初起末傳，俱以戰汗為憑，以戰則邪正相爭，汗則正逐邪出，然有透與不透之分。

凡透有汗必淋漓，汗後身涼，口不渴，舌苔淨，二便清，胸腹脅無阻滯結痛，始為邪解之戰汗，否則餘邪未盡而復熱，則又有再作戰汗而解者，有戰汗須三四次而解者，有戰汗一次不能再戰，待屬下而退者，有不能再作戰汗，既加沉困而死者，俱視其本氣之強弱何如耳。

凡戰汗之時，不可服藥，補則戰止而汗不透，留邪為患。

汗下則太過，而成虛脫，應待戰汗透澈，再觀脈證施

治，當戰時或多與熱湯飲之，助其作汗。戰汗之時，脈多停止，勿訝，待戰汗之後，脈自見矣。大抵戰汗之脈以浮為佳，邪出於表也。

若見虛散微澀煎獨參湯以待之，防其脫也。貧者米飲聊代之。

然必察其戰汗後，係邪淨而氣欲脫，方可用補。

凡戰汗後，神靜者，言昏躁者危，氣細者、氣粗者與短者危，若痿不能言者死，目眶陷，轉運不活者死。形體不仁，水漿不下者死。

戰汗雖為佳兆，大有吉凶，而所以得戰之由亦非一致。嘗見服大發汗之藥，毫不得汗，而飲水得汗者，又有用下藥得戰汗者，活血涼血得戰汗者，生津益氣得戰汗者種種不一，當知戰汗乃陰陽交和表裡通達自然而然非可強致也。

4. 狂汗：溫證臨解，有忽手舞足蹈，跳床投踏，而後作汗者，最為駭人。

然須驗是否作汗，作汗之脈浮而緩，浮為邪還於表，緩則胃氣自和，待汗透自癒。

若脈浮，洪浮數，浮滑浮散，雖有汗，亦為發狂，非作汗也。

自汗不第屬陽虛，盜汗不第屬陰虛，辨方出皆謂自汗屬陽虛，盜汗屬陰虛。余按何兩池醫碥云，傷寒始無汗後傳陽明，即自汗，豈前則表實，後則表虛乎。

又云：人寤則氣行於陽，寐則氣行於陰，若其人表陽虛者，遇寐而血行於裡之時，則表更失所獲而益疏，即使

內火不盛，而陽氣圜聚於裡，與其微火相觸發亦無汗而第屬陰虛也。

四、發汗法

（一）**養液作汗**：舌乾脈數，汗為熱隔，雖發之亦不得，唯宜甘寒養液，雖不發汗，汗當自出，然必是溫後，熱退乃吉。

青蒿、知母、蘆根、生地、蔗漿、竹葉。

（二）**香燥去濕**：濕邪則用香燥之藥發汗，即以去濕。

（三）**滋潤作汗**：燥病則用滋潤之藥，滋水即以作汗。

五、五液

（一）在液為涎，五液皆腎所主之水也。脾土不能制水，則水濕而為涎。脾寒者其涎清冷，脾熱者其涎稠黏。

（二）五臟分部：

1. 心為汗，心主血，汗乃血之液也。

2. 肺為涕，出於肺竅之鼻而為涕。

3. 肝為淚，出於肝竅之目而為淚。

4. 脾為涎，出於脾竅之口而為涎。

5. 腎為唾，腎經上貫膈入肺中，循喉嚨挾舌本、舌下廉，泉玉英上液之道也，故腎為唾。經曰液者，所以灌精，濡空竅者也。

以上是為五液。

四項：問胸

胸即膻中，上連心肺，下通臟腑，胸腹之病極多，難

以盡悉，而臨症必當問者，為欲辨其有邪無邪及宜補宜瀉也。

一、胸腹之治法

（一）胸腹脹滿，不可用補。

（二）不脹不滿，不可用攻。

（三）然痞與滿不同，當分輕重。

1. 輕者，但不欲食，似脹非脹，中空無物，乃痞氣，非真滿也。

2. 重者，脹塞中滿是實邪，不得不攻。

葉批：胸腹脹滿固不可補，不知飢餓，似脹非脹，此濁氣未清，但當理滯氣，不宜驟用參耆來補，住濁氣而為腹滿，經云濁氣不降則生䐜脹。

（四）察胸腹寬否，凡今人病虛證者極多，非補不可。葉批：竟言補不分氣血。

欲察其可補不可補之機，則全在察胸腹之寬否何如，然後以漸而進，如未及病再為放膽用之。補中兼疏得其法矣，觀東垣用藥法可知。

（五）胸腹脹忌補。凡勢在危急，難容少緩者，必先問其胸寬乃可驟進。若元氣虛而胸腹又脹，必虛不受補之證，強進補劑非唯無益，適足招謗。葉批：非虛不受補，當用疏補兼行之法，虛不受補乃俗說非正論。

【附】胸腹脹醫案：

余聽鴻治常熟青果巷吳鑄庵先生年五十餘，平素有便溏，清晨泄瀉後腹脹臍突，腰平背滿，囊莖腿足皆腫，兩臂脅肉漸削。余曰瀉傷及脾腎，非溫補不可。後進參、尤

等補劑，服三劑腹脹仍然。二次邀予診，見其案頭有臨證指南、醫方集解等書。余曰閣下知醫，莫非更吾方乎？彼曰實不相瞞，將方中略加枳、朴、香、砂等味耳。余曰既然同道，若不依予斷難取效。餘存之方切不可更動，約服四五十劑即可痊癒。仍進參、朮、耆、草、益智、巴戟、仙靈脾、補骨脂，薑、棗、桂、附等，服四五十劑便溏已止，脹勢全消，至今四年強健如昔。

所以辨虛脹實脹大約在便溏、便堅之間，亦可稍有把握庶不致見脹即攻伐克消亂投也。

（六）虛痞可補間亦有之，愚胃胸次如天，天空則生氣流行不息，然虛痞可補之證，間亦有之。

1. 氣虛者宜溫補。

2. 陰虛者宜滋填。

3. 痰飲凝聚。飲食停滯及溫熱疫證，邪踞募原者，皆宜開泄為先，不但補藥忌投，即涼潤之品亦在所禁。

4. 診要。恐病人言之未確，醫者必手按其胸腹有無堅硬，拒按，始可斷其邪之聚散，最為診要。

5. 更有內癰一證，尤當留意。

（七）結胸痞氣之辨證，問胸者該胃口而言也。濁氣上干則胸滿痛為結胸，不痛而脹連心下為痞氣。

（八）胸膈滿之症辨，已下為結胸，未下為邪入少陽經分，非結胸也。素慣胸滿者，多鬱，多痰火，下虛。

（九）腹中痞塊之辨治。或臍上有痞塊，或臍下有痞塊，或臍左有痞塊，或臍右有痞塊，或臍中有痞塊，不可妄用汗吐下及動氣凝滯之品，宜兼消導行氣之藥。

（十）飢時胸中痛為蟲。

二、少腹大腹臍下暨痛之部位

（一）少腹屬臍下兩旁，上連季脅亦屬肝。季脅上連肋骨屬膽，血室乃肝所司，血室大於膀胱，故小腹兩旁謂之少腹，乃血室之邊際也，屬之於肝。

（二）大腹與臍屬脾，臍又屬小腸。

（三）臍下屬腎，膀胱亦當臍下，故臍下又屬膀胱，大腸在膀胱之後，故臍下又屬大腸。

（四）腹痛之部位：

1. 中脘屬太陰。

2. 臍腹屬少陰。

3. 小腹屬厥陰。

以上所言指各經所隸而言其常也。

4. 凡傷寒腹有燥屎者往往當臍腹痛不可按，或欲以手擦而移動之則痛似稍緩。

凡驗傷食，舌苔舌根色黃而濁。

仲景傷寒論有云：病人不大便五六日，繞臍痛，煩躁，發作有時可以為證，此其變也。

三、胸腹諸疾之治案

（一）少腹作脹案，尤在涇治某瘧後，脅下積痞不消，下連少腹作脹，此肝邪也，當以法疏利之。

人參、柴胡、青皮、桃仁、茯苓、半夏、甘草、牡蠣、生薑。

柳寶詒云，按此小柴胡法也。加青皮以疏肝，桃仁以和瘀，牡蠣以軟堅，用意可云周到，唯少腹作脹，乃肝邪

下陷之證，若再加川楝子、歸尾、延胡似更完善。

身涼腹熱未退，此脾家有火也，加生白芍清之。

（二）胸拒按神昏如寐案。王孟英治其三女杏宜年十四，因侍姊病過勞且浹旬風雨，寒氣外侵而自恐不支，勉強納食起病，則凜寒微熱，骸腫而酸，泛泛欲嘔兼以微嗽，適余歸之次日也。

視其苔微黃而膩尖微絳，脈緩滑，以枳實梔豉湯加前胡、蘇、杏、橘、芩、蕤飲之，日晡余遊南鄉歸，內子述服藥後神情昏瞀嘔出藥食，恐夾痧邪，曾為刮背。

余謂此食滯上焦濁未下行耳，迨夜頗靜。詰朝察之，胸仍拒按，原方加菖蒲、紫菀投之予即遊硤川黃昏而歸，內子云午後神復瞀亂恐有變症，明日君毋他往也，予頷之，夜間亦靜，次早問答如常，胸猶拒按，因其吐既未暢大便未行，以前方合小陷胸為劑，外用朴硝罨其胸，次至巳刻而神昏如寐，引衣自覆呼之不應，時或妄言，面色晦滯，四肢時冷，內子對之下淚，予按脈如故，確係濁氣上薰清陽失布，既非寒邪深入，亦非溫熱逆傳，原方再服一帖病如故。

余再四思維，經以薤白石菖蒲（各二錢）、蔞仁（三錢）煎成和入醇酒一杯灌之，外用蔥白桿罨胸次牙皂末吹鼻取嚏，時將薄暮至更始得微汗，而肢和尋即溏解一次而識人夜分安眠。第四五日胸次已舒，略帶譫語乃目有妄見，寐即惡夢，時有潮熱。

余以蔞、薤、菖、茹、翹、薇、菀、半、梔、豉、省頭草等藥通腑滌濁，連解三次各恙皆平，改用清肝肅肺法

至七朝身涼痊癒。

四、胸腹諸症之藥味

蕘花：苦寒力猛蕩滌胸中留滯。

桔梗：微溫有小毒，治胸肋痛如刀刺。

前胡：苦寒，治胸肋中痞。

香附：甘微寒，除胸中熱充皮毛。

半夏：治胸脹。

紫菀：治胸中寒熱結氣，謂助少陰火熱之氣，能利三焦而上達也。

橘皮：苦辛，溫主胸中瘕熱逆氣。

乾薑：治胸滿欬逆上氣。

薤白：辛苦溫滑，仲聖用治胸痹，功用在散結通陽。

竹瀝：甘大寒，治胸中火熱。

常山：有升降陰陽之功能，治胸中痰結吐逆。

茯苓：主胸脅逆氣。

旋覆花：主治胸中滿。

五、胸上之部位暨心腹痛之問法

（一）胸內最上為肺，肺下為心為包絡。

（二）心腹痛當問新久。

六、心下滿之辨證

（一）因下致滿為痞氣。

（二）手按拍之有聲又軟，此停水。

（三）手按則散，此虛氣。

（四）手按鞕痛，此宿食。

七、胸悶不舒之醫案

王孟英治許芷卿之太夫人患感連服溫散，轉為肢厥便秘、面赤冷汗，脈來一息一歇，舉家惶惶慮即脫變。孟英視其苔黃膩不渴，按其胸悶而不舒，且聞其嗅諸食物無不極臭，斷為暑濕內伏，挾痰阻肺。肺主一身之氣，氣壅不行，法宜開降，是虛脫之反面也。設投補藥則內閉而外脫，昧者猶以為投補遲疑而不及救，孰知真實類虛不必以老年懷成見，總須對證為良藥，果一劑而脈至不歇，轉為弦滑，再服汗止肢和，便行進粥，數貼而癒。

【方用】紫菀、白前、竹茹、枳實、旋、貝、杏、蔞、兜鈴、枇杷葉。

按肢厥固易知，其為熱厥而冷汗之見，斷為暑濕內伏，挾痰阻肺殊不易辨。

脅肋痛：腋下為胠，胠下為脅，脅下為肋，肋下為季脅，季脅下為胂。

（一）肝膽脈布脅，而心包絡筋脈亦挾脅。

（二）肝脈布肋，而脾脈亦結肋。

（三）膽筋脈乘季脅，而肺筋亦抵季脅。

（四）膽脈乘胂。

是脅痛未必盡由肝膽，而肝膽居多。

大抵分氣血食痰四種，而怨氣瘀血居多，治者須分左右審虛實。

1. 左痛多留血或肋下有塊。

2. 右痛多氣鬱，氣鬱則痰亦停。

然左血右氣亦難泚定。大抵瘀血按之痛，不按亦痛，

痛無時息而膨脹。

氣痛則時止而膨，得噯即寬，以此辨之。

死血阻滯之脅痛症（狀）日輕夜重，午後發熱，脈短澀。

【治法】桃仁承氣湯加鱉甲香、芎、歸之屬。

痰飲之脅痛，脈弦滑導痰湯。

悲哀傷肝之脅痛，氣引兩脅疼痛，枳實煮散。

房勞傷腎之脅痛。氣虛血滯，胸脅多有隱隱作痛，宜補腎加芎、歸之類和血。

食之脅痛。凡痛有一條槓起者是也，煮黃丸，（見心痛）治脅下痃癖痛如神。

乾脅痛。酒色太過，脅下一點痛不止，名乾脅，痛甚危，唯大補氣血而已。

脅引小腹痛。肝虛，視物不明筋脈拘急而青爪甲枯，脅引小腹痛，補肝湯。

氣實之脅痛。藥用枳殼、青皮、薑黃、香附、甘草，有痰加蒼朮、半夏、白芥子、枳殼，乃治脅痛之劑。

火實脅痛。宜龍薈丸、柴胡、青皮，但忌陳皮、生薑、細辛。

按火盛忌熱藥，三者性熱而味又辛散，火得風而益熾也，故忌辛。

凡痛而肋骨偏舉者，肝偏舉也。

八、胸中有痰飲者

胸中有痰飲者，食易下而水反唯下矣，見醫貫砭。

九、臍部之醫案

（一）環臍硬痛異常：

王孟英治朱某患痢於越，表散蕩滌滋膩等藥備嘗之矣。勢瀕於危始返杭乞孟英診之。神氣昏沉，耳聾脘悶，口乾身熱，環臍硬痛異常，晝夜下五色者數十行，小便澀痛，四肢抽搐，時時暈厥，曰此暑濕之邪，失於清解，表散蕩滌，正氣傷殘而邪乃傳入厥陰，再以滋膩之品，補而錮之，遂成牢不可拔之勢，正虛邪實危險極矣。與白頭翁湯加楝、實、蓯、蓉、芩、連、栀、芍、銀花、石斛、桑葉、橘葉、羚羊角、牡蠣、海蛇、鱉甲、雞內金等藥，大劑頻灌一帖而抽厥減半，四帖而抽厥始息，旬日行便色始正，溲漸清長，粥食漸進，半月後臍間之硬始得盡消。改用養陰調理逾月而康。

（二）當臍鞕痛：

又治莊芝階舍人之外孫汪震官春前陡患赤痢。孟英診之脈滑數而沉。面赤苔黃手足冷過肘膝，當臍鞕痛，小溲澀少，伏熱為病也。與大劑：芩、連、栀、楝、滑石、丹皮、砂仁、延胡、楂、麴、銀花、草決明等藥，兩服手足漸溫而腳背紅腫起皰如葡萄殼大一二十枚，四服後腹痛減，苔退而渴，於原方去楂麴、砂仁，加白頭翁、赤芍、海蛇，旬日後痢色轉白而腿筋抽痛乃去。丹皮、滑石、赤芍加雞金、橘紅、生苡、石斛，兩服痛止溲長糞色亦正，腳皰漬黃水，而平穀食遂安，改用養胃陰清餘熱之法而癒。

聞孟英治此證每劑銀花輒兩許，尚須半月瘳，設病在

他家焉能如此。恪信苟遇別手斷無如此重劑，況在冬春之交誠古所未有之，痢案後人恐難念及。

（三）臍旁堅硬：

又治孫渭川年逾七旬，脈象六陰，按之如無，偶患音嘶痰嗽舌絳無津，孟英用甘涼清潤法，音開而嗽不已，仍與前藥，轉為滯下色醬溺赤，臍旁堅硬按之趯趯跳躍也。舌猶枯絳，渴飲不飢，人皆危之。

孟英曰腸熱出腑而出痢不足慮，第高年陰液難充不能捨涼，潤為方，苟犯溫燥其敗可必，幸渠家平素恪信，竟服犀角、地黃、知母、銀花、蓯蓉、花粉、麥冬、白芍、石斛、楝、實等藥十餘劑痢止而臍旁柔軟，因去犀角，加西洋參，又服兩旬始解，燥矢而溲澈胃蘇，又服半月復得暢解。舌亦潤澤而癒。

1. 凡患傷寒而小水利者以太陽之氣未劇即吉兆也。

2. 後陰開大腸之門而其通與不通，結與不結可察陽明之虛實。

3. 凡大便熱解而腹中堅滿者方屬有餘通之可也。

4. 若新近得解而不甚乾結或旬日不解，而全無脹意者，便非陽明實邪。

5. 仲景曰大便先鞕後溏者不可攻，可見後溏者雖有先硬已非實熱，矧夫純溏而連日得後者又可知也。若非真有堅燥痞滿等症，則原非實邪，其不可攻也，明矣。

五項：問便

二便為一身之門戶，無論內傷外感皆當察此，以辨其寒熱虛實。

察便之利結：

一、蓋前陰通膀胱之道，而其利與不利，熱與不熱，可察氣化之強弱。

大小便之辨證

（甲）小便：

1. 凡小便人見其黃便謂是火，不知人逢勞倦小水即黃，此勞役之火。

2. 焦思多慮亦黃，勞心而火動。

3. 瀉痢不期亦黃，津液耗而火動。

4. 酒色傷陰亦黃，陰虛火動。

5. 使非有或淋或痛熱症相兼，不可因黃便謂之火，予見逼枯汁而斃人者多矣，若用通利則逼枯汁，若講培養而兼清焉得逼枯。經曰中氣不足溲便為之變義可知也。

①燥病溺多清黃。

②濕病溺多渾濁。

③濕熱溫邪溺多渾黃渾赤。

④有病濕而溺不渾濁者，在外感為邪鬱氣分，氣不行者以致濕熱流而不行。在內傷為氣虛不能傳化。

葉批云：中氣不足溲便為之變，不可因溺黃而謂之火強逼枯汁以斃人，葉氏謂妄用通利逼枯汁，如養陰清熱何至逼枯，若經言變者非云小溲黃赤也。統指二便異於常時也。臨病問便慎之至也。

按小便或不禁，或淋漓短少頻數，或清而多，大便或滑泄，或燥結皆異於平日之調和，故謂之變，況勞倦焦思瀉痢酒色為虛火，若暑熱下利小便淋痛乃邪火當分別而

治，不可云無火而溫補以誤人，內經言邪之所在皆為不足，因不足而邪客之為病，後人脫卻上文邪之所在句，竟言虛而用補謬矣。

小便數候：小便數者，膀胱與腎俱虛，而有客熱乘之故也。

腎與膀胱為表裡俱主水，腎氣下通於陰，此二經既虛受於客熱，虛則不能制水故令數，小便熱則水行澀，澀則小便不快，故令數起也。

（乙）大便：

1. 大便乃腸胃之門戶，必真見實邪方可議下。

2. 否則導去元氣。邪在表者反乘虛而內陷。此講傷寒。

3. 病因內困者必由泄而愈虧，此言內傷。

4. 凡便不足慎勿強通，大便彌固者，彌良，營衛既調，自將通達，即秘結旬餘，何慮之何。

按大便亦要調和，若愈固者乃燥結也，當濡養為主，或固結，在老年防有噎膈之患，不可云彌固彌良。

愚謂大便固結，必胸腹舒泰飲食能安，固不努掙者始為可喜。溏而頻解，解而腹中始快者，此內經所云得後與氣則快然衰也。非痰飲內阻，則氣鬱不舒即泄瀉。在溫熱暑疫諸病，正是邪之去病，故不可一聞溏瀉，輒以為虛寒而妄投溫補止澀也。

須問其解之熱與不熱，色之正與不正，必不覺其熱而稀溏色正者，始可斷為中氣不足也。

更有癰疽痘疹將發，而吐瀉先作者，前輩皆不說明故

詳贅之。

　糞黑有陰陽之分，慎參遺書載一人咳嗽糞黑，醫以為火，予投桂附溫其下焦而癒，蓋病有陽陰。陰者糞雖軟落水而沉。陽者糞雖燥落水而浮，此證中氣虛寒，火浮於上故咳嗽。三陰在下純陰無陽故糞黑也。溫暖下焦陽氣歸原則欬止而黑自除。若以火論之不明之甚也。

　二便之辨治：

　（1）小便黃赤，此為濕熱清之滲之。

　（2）小便色白，無熱，不可治熱。

　（3）利則氣順，澀則痰滯。

　（4）重墜牽掣為虛。

　（5）大便秘而作渴作脹者為熱，秘而不渴不脹者為虛。

　（6）小便淋閉渴者為熱，不渴者為虛。

　（7）陰強為有火，陰痿為無火，石斛能強陰。

　（8）有便血痔瘡者，不可過用燥藥，燥陰傷臟。

　（9）有夢遺白濁者，則為精虛，不敢輕易汗下。

　（10）有疝氣者，宜兼疏利肝氣藥，不可妄用升提及動氣之劑。

　（11）問其小便紅白多少，大便秘溏清穀清水，以辨寒熱虛實。

　（12）未病素脾約，才病忽便利。

　二便之治案：

　1. 小便驗案：

　（1）小便如赭石，渾赤有腳為濕熱證案：

王孟英治唐康侯之恙，切其脈滑數而右歇左促，且肝部間有雀啄，氣口又兼解索，望其面宛如薰黃，頭汗自出，呼吸粗促似不接續，坐臥無須臾之寧，便溺澀滯渾赤極臭，心下堅硬拒按，形若覆碗，觀其舌色邊紫苔黃，殊不甚乾燥，問其所苦，曰口渴甜膩不欲飲食，苟一闔眼即氣升欲喘，煩躁不能自持，胸中懊憹莫可言狀。

孟英曰：此由濕熱誤補漫無出路，充斥三焦，氣機為其阻塞而不流行蔓延日久津液為之凝滯而成痰飲，不啻人禽雜處，苗莠同疇邪正混為一家。醫見肢冷自汗不知病由壅閉，而然欲以培止而邪氣方正得補反為樹幟，豈非資寇兵而齊盜糧哉，非其類者鋤而去之，乃為吃緊之治。顧聽泉曰良是也。夏間起病，聞自心悸少寐，楊某以為虛而補之，時尚出差，辦事暑濕外浸受而不覺，迨闈差未竣其病斯發，而諸醫之藥總不外乎溫補一途，以致愈補愈劇，今擬溫膽法待君可否？

孟英曰：脈證多怪皆屬於痰，今胸痞如斯略無痰吐，蓋由痰能阻氣，氣不能運痰耳，宜於溫膽中加薤白、蔞仁，通其胸中之陽，又合小陷胸為治飲痞之聖法，參以梔、豉泄其久鬱之熱以除懊憹，佐以蘭草滌其陳腐之氣而醒脾胃，聽泉深然之，連投二劑各恙皆減，脈亦緩和。而病者以為既係實證何妨一瀉而去之，連服大黃丸二次，承氣湯半帖。孟英急止之，曰畏虛進補固非，欲妄攻亦謬蓋濕蒸為熱，灼液成痰。病非一朝一夕而成，治以上下分消為是，不比熱邪傳腑可一瀉而癒也，越日正部果漸腫。

孟英曰攻痞太速之戒古人不我欺也。與聽泉商以前法

加黃芩合瀉心意再配雪羹投之，痰果漸吐，痞亦日消，而自腹至足以及莖囊腫勢日加。孟英謂勢已如此難以遽消，但從三焦設法則自上而下病必無虞，與聽泉商用河間桂苓甘露飲意，而姚平泉力主崇土勝濕之法深以寒涼為不可用，眾議仍投前日之藥。

孟英曰前藥原可服也，嫌力不足耳，次日痰中帶血甚多，孟英曰濕熱薰蒸不已自氣及營矣。與聽泉暨王子能參軍商，以知、藥、生地、犀角、鱉甲、白芍、薏苡仁、貝母、石斛、茅根、麥冬、滑石、梔子、藕汁、童溺，投之而止。逾數日又吐，且肢冷自汗，心餒畏脫。姚平泉謂氣不攝血，當主歸脾湯以統之，舉家皇皇連請診脈者三次。

孟英曰脈來屢變，陳芝江所以不能指實其病，而楊阮諸人皆疑為大虛之候也，然望聞問切不可獨憑於指下，今溲如赭石湯渾赤有腳，其為濕熱之病昭昭若揭。初傷於氣分則津液受灼以為痰，漸及於營分則陰血不安而妄溢，邪氣內盛豈非病實，而真實類虛吾不受病之欺也。堅守前議靜鎮不搖，服二劑果止。

孟英曰：血之復吐也，由於氣分之邪以擾及也，欲清氣道之邪必先去其邪，所依附之痰蓋津液既為邪熱灼爍以成痰，而痰反及為邪熱之止險也，不妨峻攻其實而緩行其勢，初進滾痰丸三錢得下泄氣一次。副轉云四十日來未有之通暢也。連投數日始解膠痰黑矢多遍，而小溲亦漸清長，苔色亦退，寢食遂安，唯下部之腫猶爾也。馬香崖陸虛舟皆主實脾行水之法。

孟英曰諦參脈證病不在脾，況善飢便燥口渴多溺，吾

方慮轉消證亟投甘潤之不遑惡可滲利傷陰補土劫液耶，且脾虛下陷之腫與濕盛而腫之，腫其膝之上下內外形勢必然相貫，今膝之上下內外凹凸迴判毫不毗連，蓋由濕熱所釀之痰飲，既誤補而痞塞中焦，復妄攻以流竄隧絡，所謂不能一蕩而蠲，勢必旁趨四射，吾當以法取之。會又咳痰帶血，而精神飲食如常。

孟英曰無恐也，此乃前次嚼三七太多，兜澀留瘀最不宜用吐而去之極妙，但須金水同治冀咳止，而血絡不震動為要耳。與甘露飲加藕汁、童溺服之四劑而止，咳嗽亦寧，於是專治其下部之腫以固本，加知、檗、貝母、花粉、旋覆、橘絡、絲瓜絡、羚羊角、楝實、蔥鬚、豆卷、薏苡仁、竹瀝出入為劑，二三帖間，其高突隆腫之處即覺甚癢，搔之水出如汗而作蔥氣，六七日後兩腿反覺乾瘦燥痛，莖囊亦隨之而消矣。

孟英曰用此潤藥消腫尚且乾痛，咽燥設從他議而投燥脾利水之法，更當何如哉。蓋寒濕則傷陽，熱濕則傷陰，血液皆陰也。善後之法，還宜滋養血液，稍佐竹瀝以搜絡中未淨之痰，使癒後不為他日之患，更屬法中之法，服之飲食中節，便溺有權幸無消渴之虞而竟癒焉。

（2）小便不通外治法：用乾麵做一圈子，圈出臍眼高寸許，以蔥管裝麝香直安臍中圈內以鹽填滿，將艾圓安蔥頂灸之，令艾火之熱氣直透臍內或三四壯或五壯，其便立通。

2. 大便驗案：

（1）余頻年溏泄多醬紫色，某醫以為虛，用理中等

補劑，愈補愈瀉，嗣後服甘露消毒丹及當歸、黃芩、甘草、枳殼、厚朴、杏仁、山楂、檳榔、芍藥等藥乃癒。可見邪有去路得後，與氣快然衰者非虛語也。大便不通，用橄欖核磨汁飲之亦通。

大便有燥邪、濕邪之治法：

（2）大便不通：用橄欖核磨汁飲之即通。

1. 燥邪：大腸多有結糞，必醎以軟之，潤以通之。

2. 濕邪：大便多似敗醬，必緩其藥力以推蕩之，或用丸藥以磨化之。

二、二便驗案：

1. 二便不通，王孟英治陳叟久患痰嗽氣逆，夏初因惡寒自服理中湯，遂痰中帶血氣喘而厥，二便不通，冷汗腹脹。孟英察脈洪大，按腹如烙。與葦莖湯加梔、楝、旋、貝、花粉、海蛇，外以田螺、大蒜、車前草，搗貼臍下，即溺行而平。

2. 二便不行，王孟英又治楚季夏患感，黃某聞其身熱而時有微寒也，進以薑、萸、紫、棗等藥數帖熱愈壯，而二便不行。更醫連用滲利之劑，初服溲略通，既而益秘居停，以為憂始延孟英視焉。

證更十四日骨瘦如柴，脈弦細而澀，舌色光紫，滿佈白糜，夜不成眠，渴不多飲，粒米不進，少腹拒按，勢將喘逆，雖屬下證而形脈如斯，法難直授。

先令取大田贏一枚，鮮車前草一握，大蒜六瓣搗爛加麝香少許，罳臍下水分穴。

方以元參、紫菀、梔子、知母、花粉、海蛇、鳧茈、

蓯蓉、牛膝、天冬為劑，加鮮地黃汁服之，其夜小便即行，氣平略寐，又兩劑大解始下退熱而進稀糜，乃去雪羹、梔、菀、蓯蓉、膝、地黃汁，加西洋參、麥冬、石斛、乾生地、竹茹、銀花等藥，又服十餘劑凡三解，黑矢，而舌色復紅潤，眠食漸安而起矣。

3. 便堅溺赤，王孟英治一機匠，久患寒熱，兼以痰嗽形有肌削，人皆以勞怯治之，久而不癒，或囑其就診於孟英，脈弦緩而大，畏冷異常，動即氣逆，時欲出汗，暮熱從骨髓中出，痰色綠而臭，便結溺赤，曰痰火為患耳，誤投補藥矣。

以葦莖湯合雪羹加白薇、花粉、旋覆、蛤殼，服二十劑體健加餐，其病如失。

第六章
飲食之辨證

● 第一節　飲食之辨證

六項：問飲食

問飲食者一可察胃口之清濁，二可察臟腑之陰陽。

一、外感：食不斷者知其邪未及臟，而惡食不惡食可知。

二、內傷：食飲變常者，辨其味有喜惡，而愛冷愛熱者可知。

素欲溫熱者知陰藏之宜暖，素好寒冷者知陽藏之可清，或口服之失節，以致誤傷而一時之權變，可因以辨，故飲食之性情所當詳察而藥餌之宜否可以因推也。

葉批：內外傷辨言之詳矣。

三、虛證：諸症得食稍安者。

四、得食更甚者或虛或實皆有之，當辨而治也。

葉批：此說極是。

● 第二節　飲食之虛證辨

謂得食稍安者必是虛證未盡然也。痰火證、蟲證皆得食稍安，而痰火證更有初服溫補極相安者。

● 第三節　飲食之實證辨

一、中消善食屬於火者是實證矣，亦有火盛反不能食，胃熱不殺穀也。

二、更有陰液久耗，胃陽徒越之除中證，能食善飢儼如消證，但脈必虛大，按之細軟無神，縱與大劑填陰亦不救也。雖不多見，不可不知。

● 第四節　喜熱飲寒飲辨

熱證喜飲，寒證惡飲，人皆知之，而熱證夾濕夾痰者亦不喜飲或喜沸飲，皆不可誤指為寒也。又石芾南云喜熱飲不皆屬寒，當有鬱逼不通者亦喜熱飲，以熱則流通故也。

喜飲而不多者，古人但以為陰虛而不知亦有夾痰飲者。

● 第五節　五味喜食之辨證

一、順應而易治者：

（一）懷孕肝虛喜食酸物。

（二）好食甘者為脾虛。

（三）好食辛者為肺病。

（四）好食酸者為肝虛。

（五）好食鹹者為腎弱。

（六）好食苦者為心病。

二、速候病輕必危，危者為死。

（一）心病愛鹹。

（二）肺傷欲苦。

（三）脾弱喜酸。

（四）肝病好辣。

（五）腎衰好甘。

● 第六節　口知味與否之辨證

一、或不食，食亦能知味，為外感風寒。

二、或食亦不知味，為內傷飲食。

三、液虛者，口乾而知味，舌紅而無苔。

四、濕盛者口膩不知味，舌有黃白苔。

若苔色疑似，則以審察最為扼要。

● 第七節　五味之辨五臟熱證

一、肝熱則口酸。

二、心熱則口苦。

三、脾熱則口甘。

四、肺熱則口辛。

五、腎熱則口鹹。

六、口淡則胃熱。

七、口苦則膽熱。

八、口甜則肝熱。

醫碥云：

（一）口淡為胃中虛熱，胃為一身之主，淡為五味之本。

（二）口中常覺血腥為肺傷。

（三）口燥咽乾赤爛為內熱，口辣為肺熱。

● 第八節　辨口之五味治案

一、口常甜膩，腎虛濕熱

王旭高治某淋濁日久不痛，口常甜膩，此腎虛而有濕熱也。

蒼朮（四兩）分作四份，一份用米泔水浸透曬，一份用鹽水炒，一份用酒炒，一份用破故紙三錢研末拌炒，去故紙。

黃柏（四兩）分作四份，一份鹽水炒，一份生曬，一份酒炒，一份用益智仁末三錢拌炒去益智仁。

蓮蕊鬚、馬料豆、製首烏、茯苓、生草共研細末，懷山藥粉煮糊為丸。

柳寶詒云：按腎虛而兼濕熱者，用藥甚難，觀此方取

意極佳，於腎虛一面尚可增入沙苑、菟絲及龜板之類。

二、食麵尚安，食米不安說

鄭康成同官疾醫注，五穀麻黍稷麥豆素問以麥黍稷稻豆為五穀，分屬心肝脾肺腎，治病當從之。

程杏軒醫葉輯錄治胸脘脹痛泛泛欲嘔，食麵尚安，稍食米湯脘中即覺不爽，謂肝之穀為麥，胃弱故米不安。肝強故麥可受，當用安胃制肝法，此得內經之旨者也。

三、食麵安而不喜食飯案

予治謝愚忱之子謝念祖患胃弱肝旺，故不喜食飯而喜食麵。

夜咬牙者，風邪客於頰車之間，故上下齒磨有聲，齒乃骨之餘，尤須顧及於腎。

治宜平肝去風補腎。

生扁豆（三錢）、連心寸冬（三錢）、甘蔗汁（三錢）、炙甘草（一錢）、白芍藥（一錢）、生地黃（四錢）、防風（二分）、桂枝（二分）、生穀芽（一錢）。

只嗜麵食治案：

脈象沉弦且細沉者鬱也，弦為痰滯，細為血衰，心脾熱而不遂氣血於中，脘中迷悶不暢，不嗜米穀只食麵者，麥為心穀，米為脾穀，子虛求助於母也。穀食不食則形神日羸，擬養心調脾以蘇胃氣，可治之。

藿梗、于朮、益智、遠志、陳皮、法半夏、佩蘭、穀芽、參鬚、鬱金、煨薑、紅棗。

胃痛得食則安治案：

內子胃痛得食則安虛也，痰黃稠黏右脅痛，脈弦數，

經一月再見，此胃虛而兼虛熱象也。

人參鬚（二分）、拌玫瑰花（三錢）、鮮石斛、生牡蠣（三錢）研細、生白扁豆（三錢）、天花粉（三錢）、苦楝子（三分）、元胡索（一錢）、炙甘草（七分）、杭白芍（七分）、九節石菖浦（三分）、小麥（四錢），服一劑即痊癒。（民國廿九年八月十日方）

第七章

耳病及辨證

● 第一節　聾之辨證

七項：問聾

耳雖少陽之經而實為腎臟之官，又為宗脈之所聚，問之非唯可辨虛實亦且可知生死。凡人之久聾者，此一經之閉無足為怪，唯是因病而聾者不可不辨。

一、因病而聾者，傷寒三日少陽受之故為耳聾。此邪在經氣閉。而然以余所驗，則未有不因氣虛而然者（外邪傳入少陽，豈可言氣虛乎）。素問曰精脫者耳聾（久病則有之）。仲景曰耳聾無聞者陽氣虛也（非言傷寒）。由此觀之屬氣虛者十九，氣閉者十一耳（腎中真陰不足者多外感少陽，少陽證不可言氣虛精脫而宜用補）。

二、聾之輕重：聾輕者病輕，重者病重。隨治漸輕可察病之退進者，病亦進（有年老而久聾者）。

三、聲極絕無聞者，此誠精脫之症，歷試皆不治（精脫之聲必有精脫之症）。

雲按：暑熱之邪上蒙清竅則耳聾，不與少陽同例，忌用柴胡乘於胞絡則神昏，宜清心開閉，凡邪在手經忌足經藥。

又凡暑濕合邪，輕則氣分微結，重則三焦俱病，清解不應即屬濕溫重證，肺氣不得宣暢，釀成膿血，濕熱上蒙清竅，則耳聾無聞治當宣清三焦，氣分一鬆則疹瘄得以外達，再議清火清痰漸入養陰之品。

● 第二節　耳鳴耳聾之問法

一、或左或右久聾者，不敢純用補澀之劑，須兼開關行氣之藥。

二、問聾者，傷寒以辨其在少陽與厥陰，雜病以聾為重，不聾為輕也。

● 第三節　耳聾之治法

此證在傷寒為邪傳少陽，在久病為精脫。景岳顢頇而論，大是誤人。且考古書，更有耳聾治肺之法。

一瓢先生云：金之結穴在耳中名曰籠蔥。專主乎聽，故熱證耳聾皆為金受火爍，治當清肺，不可泥定少陽一經，而再以小柴胡湯益其病也。

按沈君辛甫患溫耳聾，四明醫人胡士揚用柴胡藥多劑，其聾日甚。胡謂進則病進。經投補劑，後服清解病癒，而聾成痼疾，是肺絡之熱為補藥壅塞，竟無出路也。

● 第四節　耳聾之治驗

一、鼻室治心，耳聾治肺案

王孟英治石誦羲夏杪患感，多醫廣藥病勢日增，延逾一月始請孟英診焉，脈至右寸關滑數上溢，左手弦數，耳聾口苦，熱甚於夜，胸次迷悶頻吐黏沫，啜飲咽喉阻塞，便溏溺赤，間有譫語。此暑熱始終在肺並不傳經，一劑白虎湯可癒者。何以久延至此也。乃尊北涯。出前所服方見示，孟英一一閱之，唯初診顧聽泉用清解肺衛法為不謬耳，其餘溫散升提，滋陰涼血各有來歷皆弗心思，原是好方。惜未中病，而北涯因其溏泄，見孟英君石膏以為治，不敢與服，次日複診，自陳昨藥未投，唯求另施妥法。

孟英曰：我法最妥，而君以未妥者，為石膏之性寒耳，第藥以對病為妥，此病舍此法別無再妥之方，若必以模棱迎合為妥，恐病不妥矣。北涯聞而感悟，頗有姑且服之之意，而病者偶索方一看，見首列石膏，即曰我胸中一團冷氣，湯水皆須熱呷此藥安可投乎，堅不肯服，然素仰孟英，越日仍延過診，且告之故，孟英曰，吾於是證正欲發明。

夫邪在肺經，清肅之令不行，津液凝滯結成涎沫盤踞胸中，升降之機亦室，大氣僅能旁趨而轉旋，是一團涎沫之中為氣機所不能流行之地其覺冷也，不亦宜乎，且予初診時即斷為不傳經之候，所以尚有今日，而能自覺胸中之冷。若傳入心包則舌黑神昏才合吳古年之犀角、地黃矣。然雖不傳經，延之逾月，熱愈久而液愈涸，藥愈亂而病愈

深，切勿以白虎為不妥，急急投之為妙，於是有敢服之心矣。而又有人云，曾目擊所親某石膏甫下咽而命亦隨亡，況月餘之病，耳聾泄瀉，正氣已虧究宜慎用。北涯聞之惶惑仍不敢投，乃約翌日廣徵名士會商可否？

比孟英往診，而群賢畢至，且見北涯求神拜佛，意亂心慌，殊可憐憫，欲與眾商榷恐轉生掣肘以誤其病遂不遑謙讓授筆立案，云病既久延，藥無小效，主人之方寸亂矣。予三疏白虎而不用，今仍赴指診視之者，欲求其病之癒也，夫有是病則有是藥，諸君不必各抒高見，希原自用之愚。古云鼻塞治心，耳聾治肺，肺移熱於大腸則為腸澼，是皆白虎之專司，何必拘少陽而疑虛寒哉。放膽服之勿再因循致貽伊戚也。

坐中顧聽泉見案，即謂北涯曰：孟英腸熱膽堅極堪倚賴，如猶不信，我輩別無善法也。顧友梅、許芷卿、趙笛樓亦皆謂是。

疏方以白虎加西洋參、貝母、花粉、黃芩、紫菀、杏仁、冬瓜仁、枇杷葉、竹葉、竹茹、竹黃而一劑甫投，咽喉即利，三服後各恙皆去，糜粥漸安，乃改甘潤生津調理而癒。

予謂此案不僅治法可傳，其闡發病情處識見直超古人之上。

二、耳聾治肺案

尤在涇治某肺之絡會於耳中，肺受風火久而不清，竅與絡俱為之閉，所以鼻塞不聞香臭，耳聾耳鳴不聞音聲也。

茲當清通肺氣。蒼耳子、薄荷、桔梗、連翹、辛荑、

黃芩、山梔、甘草、木通、杏仁。

柳寶詒云按語云，耳聾治肺。

三、耳膿而鳴案

尤在涇又治某少陽之脈，循耳外走耳中，是經有風火則耳膿而鳴，治宜清散。薄荷、連翹、甘菊、芍藥、黃芩、刺蒺藜、甘草、木通。

柳寶詒云：按案既老當方亦清靈。

四、耳聾無聞案

王旭高治某耳聾無聞，舌乾難掉，陰津大傷用復脈法。大生地、阿膠（川連末拌炒）、麥冬、洋參、炙甘草、元參、雞子黃。

柳寶詒云：按熱去陰傷，此後可專意養陰矣，然耳聾未聰則陰經尚有餘熱未泄也。

五、瘥後耳聾案

傷寒身涼後，尚有耳鳴耳聾等證乃餘邪留於少陽也，宜養陰藥中，加元參、菖蒲、鉤藤、滌菊、通草、荷葉之類，以清解少陽之鬱。

德按羚角、青蒿、桑葉、丹皮亦可酌用。

（一）膿耳：何謂膿耳，直指云熱氣乘虛隨脈入耳，骷熱不敵濃汁時出謂之膿耳，治宜蔓荊子散。

蔓荊子、赤芍、生地、甘菊、赤茯苓、桑白皮、升麻、麥冬、炙甘草、尤通（各一錢），水（二盞），薑（三片），紅棗（二枚）煎一盞食後服。

【外治】石膏、明礬、黃丹、真蚌粉、龍骨、麝香，等分為末棉纏竹拭耳糝之。

又膿耳外治方：黃龍散，龍骨研麝香少許，枯白礬、黃丹、胭脂（各一分燒）。上為末，以棉拭去耳中之水以藥摻入少許，日日用之勿令風入。

（二）耵耳：直指云耳間有津液，輕則不能為害，風熱搏之津液結靫成核塞耳令人暴聾，謂之耵耳。治宜四物加羌活、柴、芩、連翹、元參等。

耵耳外治法：以生豬脂地龍釜底黑等分研細，用蔥汁和捏如棗核，薄棉裹入耳，令潤即挑出。見《金匱翼》（卷五 15 頁）。

● 第五節　治耳以補腎為主

耳為腎之外候，以腎開竅於耳也。經曰：腎氣通於耳，腎和則耳能聞五音矣。又曰液脫者腦髓消脛酸耳數鳴，故治耳者當以補腎為主。

● 第六節　因外感而耳聾多屬於熱

有因外感而耳聾者，如經言手少陽三焦是動則病耳聾，的煇煇焞焞蓋熱邪感入少陽，熱氣拂鬱故也。

● 第七節　治聾之因不一然皆屬於熱

一、仲景言少陽中風兩耳無所聞。目赤，蓋言肝經之風熱上壅故也。宜從本門以施治。

二、有因氣逆而耳聾者，如惱怒則氣上逆，肝膽之火容於耳也，宜平肝降氣清火。

三、有痰火上升鬱於耳而為鳴，甚則閉塞者，多緣飲

酒厚味所致，宜清痰降火。

四、有因氣虛，因血虛而聾者以補氣血為主，各加降火之品。

丹溪言耳聾皆屬於熱，誠哉是言。

● 第八節　精氣俱足之耳聾

若人瘦面黑，筋強骨勁而聾者，此精氣俱足乃壽考之徵，不須治之。

● 第九節　耳鳴之辨虛實法

趙氏云耳鳴，以手按之而不鳴或少減者虛也，手按之而愈鳴者實也，不可不察。

● 第十節　高年耳聾

嘉言云人當五十以外腎水漸衰，真火易露，故腎中之氣易出難收，況有肝木之子疏泄母氣而散於外，是為謀慮鬱怒之火一動腎氣從之上逆，耳竅窒塞不清，較之聾病天淵聾病，因竅中另有一膜遮避外氣不能內入，故以菖蒲、麝香等藥開竅為治。

不知腎氣至上竅亦隔一膜不能越出竅外口，於竅中汩汩有聲如蛙鼓蚊鑼鼓吹不已，故外入之聲為其內聲所混聽之不清，若氣不上逆則聽清矣。

● 第十一節　高年耳聾之治法

余悟此理，凡治高年逆上之氣屢有奇效，立方施治大

意全以磁石為主，以其黑以入腎，重能達下，又能制肝木，復以地黃、龜膠、群陰之藥補之，更用五味、山萸之酸以收之，令腎氣歸元聽自清矣。夫收攝腎氣乃謂治老人之先務，不可不知。

● 第十二節　耳瘡耳腫耳鳴耳癢之治法

薛氏云皆屬肝經風熱血虛火盛，或腎經虛火等，用宜審施治。

● 第十三節　耳病之醫案

一、肝火耳腫，一婦耳內外腫痛，胸脅不利，寒熱往來，小便不調，立齊曰此肝火傷血所致，先用龍膽瀉肝湯四劑，諸證相退又用加味逍遙散而癒。

二、蟲入耳，一人耳內不時作痛，痛極欲死，痛止如故，立齊診之六脈皆安，意其有蟲誤入，令急取貓尿生薑擦鼻自出，滴耳果出臭蟲而安。

三、小兒耳膿，一小兒患耳聾，經年服藥不效，殊不知此腎疳也。

用六味丸加桑螵蛸，服之而癒。

耳膿多屬肝熱，青黛、黃柏為末吹之。

● 第十四節　耳聾之藥味

磁石辛寒，治耳聾能鎮肝腎之火，火納煩悶滿大熱除。腎心少陽俱能至耳。耳聾多此三經證，磁石寒重可入三經，世有磁朱丸治肝鬱熱目內障甚效。

第八章

渴之辨證

八項：問渴

渴不渴，可察表裡之寒熱。

● 第一節　渴之證辨

陽證之渴：凡內熱盛則大渴，喜飲冰水不絕，腹堅便結，脈實氣壯者陽病也。

葉批：可用河間法矣。

1. 中寒之渴：凡雖渴而喜熱不喜冷者，此非大症，中寒可知非火何以渴水虧故耳。

葉批：水虧則內熱，豈有中寒之理，水虧則陰虛，可用熱藥乎。有鬱滯不通暢得熱則快，得冷則凝，非水虧證。

2. 水涸精虧之渴：凡陽邪盛而真陰虛，不可因其火盛喜冷便云實熱。蓋其內火不足，欲得外水以濟，水涸精虧真陰枯也。

予嘗治垂危傷寒每以峻補之劑浸冷而服，補陰則可，若以熱藥冷飲此治陰證似陽也。或以冰水參附之劑間進活人多矣（認錯關頭殺人不覺）。然必其乾渴燥結之甚乃可參附涼水並進，若無實結不可與水。豈滋陰之藥乎水涸精虧。而用熱藥愈涸其水而斃，不可認錯關頭。

葉批：此乃戴陽格症，陰極似陽，當以仲景法治之，

如內水不足而用熱藥愈涸其水而死，不可認錯關頭。

● 第二節　渴飲冷熱以辨證

或飲冷水者為熱，渴飲熱水者為虛，夏日大渴好飲者為中暑。

● 第三節　渴之寒熱虛實辨

問渴者以寒熱虛實俱有渴列之如下：

一、寒：口中和索水不欲飲者為寒。

二、熱：口中熱引飲不休者為熱。

三、實：大渴譫語不大便者為實。

四、虛：時欲飲水，飲亦不多，二便通利者為虛。

● 第四節　乾與渴之區別

一、多飲能消水者為渴，不能多飲，但喜略潤者為乾。

二、乾渴之辨證：

1. 其乾獨在舌心舌尖，又有邪熱在心兼胃之別。尖獨乾是心熱，其熱在氣分者必渴，以氣熱劫津也。

2. 熱在血分，其津雖乾，其氣不熱，故曰乾而不渴。

3. 如血分無熱而口乾者，是陽氣虛不能生化津液，與此大不同也。

● 第五節　渴之治法

一、渴喜熱飲者邪雖化熱，而痰飲內盛也，宜溫膽湯

加黃連。

二、口渴甜膩不欲飲食案（已見前問便項內）。

三、渴喜熱飲為伏痰之病案：王孟英治吳醖香大令宰金谿，自春仲感冒而起迨夏徂秋痰多氣逆，肌肉消瘦延至初冬諸證蜂起，耳鳴腰痛，臥即火升，夢必干戈，凜寒善怒，多醫咸主補，虛迄無小效，臥理南陽已將半載，群公子計無所施，飛函至家囑大公子紛伯副車叩求孟英來署已冬仲之杪日矣。

診脈弦細，而左寸與右尺甚數，右寸關急搏不調，且病者頸垂不仰氣促難言，舌暗無苔，面黧不渴。孟英曰病雖起於勞傷挾感而延已經年，然溯其所自平昔善飲三十年來期在必醉，非僅外來之客邪，失於清解，殆由內伏之積熱久涸深沉，溫補雜投互相煽動，營津受爍內削痰多升降愆常，火浮足冷病機錯雜，求癒殊難，既千里相招，姑且按經設法。

以石膏、知母、花粉、黃芩等清肺滌痰，青蒿、鱉甲、梔子、金鈴等柔肝泄熱，元參、女貞、天冬、黃柏等壯水制火，竹茹、旋覆、杷葉、橘紅等宣中降氣出入為方間佐龍薈丸直瀉膽經之酒毒，紫雪丹搜逐隧絡之留邪。服三劑而舌布黃苔，蘊熱漸泄，服六劑而嗽減知飢，渴喜熱飲，伏痰漸化，季冬八日即能出堂訊案，十劑後凜寒始罷，足亦漸溫，肺氣果得下降，望日出署行香，繼而兵火之夢漸清夜亦能眠，迎春東郊。

審結積案亦不覺其勞矣。

方中參以西洋參、生地、麥冬充其液，銀花、綠豆、

雪羹化其積，至庚戌歲朝各處賀年。

爾後護日極其裕如且肌肉漸豐，面黑亦退，藥之對病如是之神，調養至開，篆時起居如舊，各恙皆瘥，而孟英將赴宜黃楊明府之招，醞香為錄其逐日方案跋而記之，茲特採其大略如此。

四、渴喜薑湯，痰阻清陽。證據不可妄投剛烈案。

寓意草謂傷風亦有戴陽證，此為高年而言，然有似是而非者。王孟英治黃鼎如令堂登大耋年冬感冒，痰嗽氣逆，額汗顴紅，胸痞不飢，神情躁擾。

孟英診脈，左弦疾而促，右滑數而溢，苔色滿佈，係冬溫挾痰阻肺治節不伸，肝陽鼓舞真升，羅謙甫有治痰火類孤陽之案頗相似也。

以小陷胸湯加薤白、旋覆、赭石、花粉、海蛇鳧茈竹瀝為大劑投之，痰活便通數日而瘥。

繼有陳舜廷之父年逾花甲，患痰嗽氣逆，唯飲薑湯則胸次舒暢。醫者以為真屬虛寒矣。連投溫補之劑馴至咽痛不食，苔色灰刺，便閉無溺，求孟英診之，脈至雙弦按之索然，略無胃氣，曰渴喜薑湯者不過為痰阻清陽之證據耳，豈可妄指為寒疊投剛烈，胃陰已竭，藥不能為矣。

按渴喜熱飲，渴不多飲，溫熱證多有之，皆屬痰飲阻遏氣機，故凡胸中有熱痰阻礙氣機者，多渴喜熱飲。

五、王潛齊治張鄰封室，產後熱熾發疹。

用西洋參、滑石、知母、銀花、花粉、人中白、蔞仁、竺黃、貝母、桑葉、梔子為劑，頻吐稠痰各恙皆減（不但胎前伏暑，且有蘊毒）。

渴喜熱飲，世多疑其有寒似矣，不知濕與熱合，熱處濕中，濕居熱外，必飲熱湯而濕乃開，胸中乃快，與真寒假熱不同（全卷見四家醫案王旭高案卷中十頁）。

● 第六節　渴之虛實辨

一、虛渴：渴有虛實，渴而小便多者虛渴也。

二、實渴：渴而小便不利者實渴也，兩者均為消渴病見之。

三、傷寒實渴：傷寒中仍有飲水不化，水停生熱而渴者，尤為實中之實。

【辨治法】此其驗當以脈浮數或水入即吐，或自汗出為憑。蓋腸胃之受盛有限，水入之無節難量，故滿則泄則溢矣，此則以傷寒而論。

四、消渴：若雜病亦有水與熱相搏而不相入者則水不能化津，火適足以耗液相搏，則寒熱不相入則消渴。

五、泄利：陽結於上陰，溜於下為泄利。

六、腹脹滿：不泄利為腹脹滿。

七、吐：反逆於上為吐。

八、澼：入於幽隱成澼。

【治法】皆可以利水已之，但察其水系未化者，以五苓散治之，使其上而後下。若其已化，則直以赤小豆通之可也。

第九章
婦科疾病之辨證

九項：問帶

女子病首須問帶。蓋帶者，女子生而即有，故越人作女科稱帶下醫也，下多即為病矣。

● 第一節　女科之問法

一、十二歲以外者，問其月事行否？未行而膚色鮮澤者，雖逾並不為病。

二、設膚色憔悴，人不長成是勞損也。

三、已行之女與婦人，則詢其訊之遲速，血之紫淡，雖外感亦當問姅期遠近，然後審證用藥，庶無礙血傷胎之患，蓋姅期有禁用之藥，胎孕有難憑之脈也。

四、產後則惡露之多少，腹塊之有無，首宜究詰。

然胎產諸證，筆難盡罄，總宜審問詳明，處方靈活，不可稍有執滯，庶不誤人。

五、婦人以經為主，問其有無遲速以探病情，兼察有孕與否。

● 第二節　婦人經調與經閉之辨治

一、經調：產前為血熱，產後為血虛。若當經行時有外感，經盡則散，不可妄藥，以致有犯血海。

二、經閉：或有潮熱，或有咳泄，或有白帶，能食則

血易調而諸症易除，食減漸瘦者危。

● 第三節　婦科癥瘕辨

腹痛潮熱，而有一塊結實者，為癥瘕。

● 第四節　孕與氣病辨

一、腹中有一塊，結實能動，而無腹痛潮熱等證者為有孕。

二、腹虛大脹滿，按之無一塊結實者為氣病，其經水亦能滲下。

● 第五節　產後諸證辨

一、外感：寒熱多。

二、瘀血或食積停滯：腹痛多。

三、氣血大虛：有汗單潮。

四、難治之症：咳喘為瘀血入肺。

按凡初證大綱未定，最宜詳審，若大綱已定或外感或內傷或雜病，自當遵守古法，不可概施發汗劑也。

● 第六節　帶下之主治藥味

一、兼濕則赤白帶下，蝟皮苦平主治之。

苦泄肝鬱，鬱解肝復其常血可止，而帶可痊。

二、帶下腰痛，足心如烙，不能移步。

孟英投大劑甘露飲而瘳。

三、白薇根苦平，主帶下赤白以其化濕故也。

● 第七節　產後至夜即癒解

至夜即癒為辨證大眼目。蓋晝為陽而主氣，暮為陰而主血觀。

婦人傷寒發熱，經水適來，晝日明瞭，暮則譫語，如見鬼狀者，此為熱入血室，以此數旬，而對面尋繹之便知，至夜則癒，知其病不專在血也。

● 第八節　疝在肝經之問法

要知疝在肝經，問婦人乳頭縮不縮。

第十章

兒科疾病之辨證

● 第一節　小兒痘疹之辨據

十項：問兒科

小兒欲作痘疹與外感同，宜辨其手中指、足脛、耳後筋色為據。

按醫效秘傳云：凡幼稚之兒，應長成之輩，忽然發熱憎寒，頭痛身痛，唇紅面赤，嚏欠嘔吐，狀類傷寒，不可遽施汗下。

須問其曾否出痘，如未出，當驗其尻骨、耳尖、並足、心皆冷者，再觀耳後有紅，脈赤縷即令專門調治之。

● 第二節　問其素昔何如

問病形

問病形者，問其素昔壯弱，飲食、勞逸、喜怒悲憂思為何如。

【附】小兒之問法：

小兒必問提抱之人得病之由。

溢乳（睨）乳壘哺露之治案。

萬密壘治一兒，自滿月後常吐乳，父母憂憂，諸醫不能止。一日問萬，萬曰嘔吐者非常有之病也。今常吐乳非病也，然小兒賴乳以生，頻吐非所宜也。

（一）溢乳：其間有母氣壯乳，多縱兒飽足。

飽則傷胃，可食之乳湧而出者名溢乳，如瓶之注水滿而溢也，宜節損之，更宜肥兒丸。

（二）睨乳：兒之初生筋骨軟弱，為乳母者常懷抱護持可也，不然則左傾右倒其乳流出者名睨乳，如瓶之側其水流出也，能緊護持則不吐也。

（三）哺露：有胃弱者不能受乳以變之吐出無時，所吐不多者名哺露。如瓶之漏不能容也，法當補其脾胃，助其變化可也，亦以肥兒丸主治自癒。通達之論，養子者宜知之。

● 第三節　問其舊病與因法

一、問舊病：問舊病以知其有夙疾與否。

二、問因：問其致病之因，以為用藥之準。

（一）辨因法：

1. 外因：傷於六者淫者。

2. 內因：傷於七情者。

3. 不內外因：先傷六淫而致七情之病。

若痰氣、若食滯均包括於喜怒愛慾之內。

● 第四節　喜明與喜暗之辨證

一、喜明：喜明，屬陽元氣實。

二、喜暗：喜暗，屬陰元氣虛。

小兒傷風兼腎，則目畏明，須知。

● 第五節　睡之形向問法

一、睡向壁：此屬陰元氣虛。

二、睡向外：此屬陽元氣實。

三、《萬病回春》云，多睡者陽虛陰盛也，無睡者陰虛陽盛也。

● 第六節　夾氣傷寒與勞力傷寒之辨證

一、夾氣傷寒：病起覺不舒快，少情緒否。

二、勞力傷寒：病起覺倦臥骨腿痠痛脅痛否。

● 第七節　五臟之應時辨證靜甚法

一、肝：

肝病者，平旦慧。平旦，寅卯之時水旺而肝病爽慧。下哺甚。下哺申酉時，金旺而肝病甚。

夜半靜。夜半屬子時，水旺而肝病靜。

二、心：

心病者，日中慧。日中正午時火旺，而心病慧。

夜半甚。夜半水旺，而心病甚。

平旦靜，平靜，木旺生扶而心病。

三、脾：

脾病者，日映慧。日映戊也，土旺脾病慧。

日出甚，日出卯也，木旺剋土，而脾病甚。

下晡靜，下晡金旺，剋木而脾病靜。

四、肺：

肺病者，下晡慧，下晡金旺肺病慧。

日中甚，日中火旺，而肺病甚。

夜半靜，夜半水旺，肺病靜。

五、腎：

腎病者，夜半慧，水旺。

四季甚，土旺，下晡靜，金旺。

● 第八節　病形之各種問法

一、有疥瘡否：有疥瘡宜發汗，宜兼清熱養血祛風。

二、有房室否？男子犯房則氣血暴虛，雖有外邪戒用猛劑。

三、年紀多少？壯年病多可耐，老人病雜元氣難當。

四、婦人生產多少？婦人生產少者氣血猶盛，生產多宜補不宜攻。

五、所處順否？所處順則性情和，而氣血宜調；所處

逆則氣血怫鬱，須於所服藥中量加開鬱行氣之劑。

六、曾誤服藥否？誤藥則氣血亂而經絡雜，急病隨為調解，緩病久病停一二日後藥之可也。

七、素飲酒及食煎炒否？酒客多痰熱，煎炒多犯上焦或流入大腸而為濕熱之證。

八、飲食運化否？能食不能化者為脾寒胃熱。

● 第九節　眠臥之治法

一、多眠則熱聚於膽，不眠為寒聚於膽可知，故用酸棗仁、竹葉以治之。

二、少壯寐而不寤者，此血有餘而氣不足也。

三、老人寤而不寐者，此氣有餘而血不足也。

四、不能右臥為肺傷，治安如下：

王旭高治某，先吐血而後咳逆喘急，延及半載，寒熱無序，營衛兩虧，舌色光紅，陰精消涸，不能右臥為肺傷。大便不實為脾傷。水落石出之時，難免致劇。

北沙參、茯苓、扁豆、玉竹、五味子、金石斛、川貝、百合、麥冬、功勞葉。

柳寶詒云：按上案屬陰損已成之候，調治不易奏效，而此證大便不實難進清滋，然用藥亦不過如此。少年自愛者當慎之於早也。

五、下緩復發汗，晝日煩躁不得眠，夜而安靜，不嘔不渴無表證，脈沉微身大熱者，乾薑附子湯主之。見傷寒。

● 第十節　附錄：治膿耳各法

一、直指云，熱氣承虛隨脈入耳，聚熱不散膿汗時出謂之膿耳，治宜蔓荊子散。

蔓荊子、赤芍、生地、甘菊、桑皮、升麻、赤茯苓、麥冬、木通、前胡、炙甘草各一錢，水（二盞）、薑（三片）、紅刺（二枚），煎（一盞）食後服。

二、黃膿散，治膿耳。

枯白礬、龍骨（研）、黃丹、胭脂、麝香（少許），上為末，以棉棍摱去耳中膿水，以藥摻入少許，日日用之，勿令風入。

三、某耳內流膿，昔人謂之腎疳，用六味加治法，今用其法兼清少陽。

六味丸加桑螵蛸、黃菊花、山梔、石決明、桑葉、黃柏（鹽水炒）、豬骨髓、黃實粥為丸。

第十一章

切　診

因脈色察陰陽：脈色者血氣之影也，形正則影正，形邪則影邪。病生於內則脈色必見於外，故凡察病者須先明脈色。但脈色之道非數言可盡，故得其要則在乎陰陽虛實四者而已，四者無差，盡其善矣。

● 第一節　脈法之辨

一、洪滑者，為實為陽。

二、微弱者，為虛為陰。

然仲景曰：若脈浮大者，氣實血虛也。

陶節庵曰：不論脈之浮沉大小，但指下無力重按全無便是陰症。

內經以脈大四倍以上為關皆屬真虛，此滑大之未必為陽也。關格認為真虛大誤後人。

● 第二節　形色之辨

一、紅黃者為實熱。黃者未必為實熱。

二、青黑者為陰寒。

三、面赤戴陽者為陰不足。此紅赤之未必為實也。戴陽之紅而嬌嫩帶白。

● 第三節　診脈色以辨元氣之盛衰

求脈之道，當以有力無力辨陰陽。有神無神辨虛實，和緩者乃元氣之來。強峻者乃邪氣之至。病值危險之際，但以此察元氣之盛衰，邪正之進退則生死關係全在乎此，此理極微，談非容易，姑道其要。

以見凡欲診病者，既得病因，又必須察脈色，辨聲音，參合求之，則虛實陰陽方有真據，否則得此失彼，以非為是，醫家之病莫此為甚，不可忽也。

● 第四節　形氣不足之醫案

羅謙甫云丙辰秋，楚邱縣賈君次子二十七歲。病四肢睏倦，躁熱自汗，氣短，飲食減少，咳嗽痰涎胸膈不利，大便閉，形體羸削，一歲間更數醫不癒，或曰明醫不如福醫。某處某醫雖不精方書，不明脈候，看證極多，治無不效，人因之曰福醫。謔曰，饒你讀得王叔和，不如我見病證多，頗有可信。試令治之，醫至診其脈曰，此病予飽諳矣，治之必效。於肺俞各灸三十壯，以蠲飲，枳實丸消痰導滯，不數服，大便溏泄無度加腹痛，食不進，愈添困篤。其子謂父曰病久瘦弱，不任其藥，病劇卒。

予從軍回其父以告予。子曰內經云形氣不足，病氣不足，此陰陽俱不足，瀉之則重不足，此陰陽俱竭，血氣皆盡，五臟空虛，筋骨髓枯，老者絕滅，壯者不復矣。故曰不足，此其理也。

今嗣久病羸瘦乃形不足，氣短促乃氣不足，病漸作時嗜臥，四肢睏倦懶言語，乃氣血皆不足也。補之唯恐不及，反以小海之劑瀉之虛之愈虛，損之又損，不死何待。賈君嘆息而去，予感其事略陳其理。

夫高醫癒疾，先審歲時太過不及之運，察人血食布衣勇怯之殊，病有深淺，在經在臟之別，藥有君臣佐使，大小奇偶之制，治有緩急因用引用返正之則。

孫真人云：凡為大醫必須諳甲乙素問，黃帝真經明堂流注十二經，三部九候五臟六腑，表裡孔穴。本草藥對仲景叔和諸部經方又須妙解五行陰陽精熟周易，如此方可謂

大醫。不爾則如無目夜遊動致顛殞。正五音者必取師曠之律呂，而後五音得以正為方圓者，必取公輸之規矩而後方圓得以成五音方圓特末技耳。尚取精於其事者，況醫者人之司命，列於四科。非五音方圓之比。不精不醫，不通不脈不觀諸經本草，幸而運通命達而號為福醫。病家遂委命於庸人之手豈不痛哉。噫醫者之福，福非渠者也，渠之福安能消病者之患焉，世人不明此理，而委命於福醫，至於傷生喪命終不能悟此，惑之甚者也，悲夫。

● 第五節　切診脈法

切而初之者謂之巧，切其脈以察其病也。

一、緩脈

不浮不沉，恰在中取，不遲不數正好四至，欣欣然、悠悠然、洋洋然從容柔順，圓淨分明，微於緩者即為微，細於緩者即為細。虛實長短，弦弱滑澀，無不皆然，至於芤革緊散，濡牢洪伏，促結動代，以緩為權度，尤其顯而易見者也。

二、對待總論

人之一身不離陰陽而見之於脈，亦不離陰陽。浮沉遲數，陰陽相配之大者也，舉其餘而對待訓之事，以相形而易明理亦對勘而互見。

三、脈之對待

（一）微與細對：微為陽弱欲絕，細乃陰虛至極。二脈實醫家剖白陽陰關鍵，最宜分曉，故繼浮沉遲數後舉以為對以冠諸脈。

1. 微脈：微脈有如無，難容一吸呼，陽微將欲絕，峻補莫踟躕。

2. 細脈：細脈一絲牽，餘音不絕然，真陰將失守，加數斷難痊。舉之極微，按之不絕。天麥二冬，清金生水，生熟兩地，滋陰養陽。

（二）**虛與實對**：二脈舉按皆得，而剛柔異質，實為邪氣，實虛乃本氣虛。

1. 虛脈：虛脈大而鬆，遲柔力少充，多因傷暑毒，亦或血虛空。

遲大而突，按之無力，按脈經言，隱指豁空非是，諸脈中唯芤革二脈言空，以虛脈而言空能別乎芤。瀕湖曰脈虛身熱唯傷暑，亦主血虛。

2. 實脈：實脈大而圓，依稀隱帶弦，三焦由熱鬱，夜靜語尤顛。

浮沉皆得，長大帶弦。

按脈經言，應指幅幅然非是，幅幅堅實貌，乃牢緊脈，非實脈也。傷寒胃實譫語或傷食氣痛。微診猶見，重按全無，黃耆、白朮益氣歸元，附片、乾薑回元反本。

（三）**長與短對**：寸關尺為脈本位，長則過乎本位，短則不及本位，欲辨長短先明本位。

1. 長脈：長脈怕繩牽，柔和乃十全。迢迢歸本位，氣理病將痊。

按長而牽繩，陽明熱鬱，長而柔和，病將解矣。

朱氏曰，不大不小，迢迢自若，言平脈也。經曰，心脈長，神強腎壯，腎脈長，蒂固根深。

2. 短脈：短脈部無餘，猶疑動宛如，酒傷神欲散，食宿氣難舒。

按短與動為鄰，形與動實別，動則圓轉如豆，短則需滯而艱。

瀕湖曰：短而滑數酒傷神。

滑氏曰：短脈為陰中伏陽。三焦氣塞，宿食不消。

（四）**弦與弱對**：脈而弦脈之有力者也，雄姿猛態可以舉百鈞。脈而弱脈之無力者也，纖質柔容不能舉一羽。

1. 弦脈：同一弦也，在肝經則瀉之攻之，在膽經則和之解之。

誤曰：從中直過挺然指下，按弦屬肝膽經，疝在癩瘕痞瘧，肝膽經病肝膽經有泄無補。

弦脈似長弓，肝經並膽宮，疝癩如症瘕，瘧象傷寒同。

2. 弱脈：弱脈按來柔柔沉不見浮，形枯精日減，急治可痊癒。

脈經曰：極軟而沉按之乃得，舉手無有，弱宜分滑澀，脈弱而滑是有，胃氣清秀多有此脈，脈弱而澀是為病脈。

（五）**滑與澀對**：脈之往來一則流利，一則難滯，滑澀形狀對面看來便見。

1. 滑脈：滑脈走如珠，往來極流利，氣虛多生痰，女得反為瑞。

沈薇垣曰：滑主痰飲。浮滑風疾，沉滑食痰，滑數痰火，亦有嘔吐蓄血宿食而脈滑者。

萬氏云：脈尺數關滑而寸盛為有胎，氣口脈閉為痰。

2. 澀脈：澀脈往來難，參差應指端，只緣精血少，時熱或純寒。

經脈云：澀脈細而遲，往來難短且散或一止復來。

素問云參伍不調，按血不流通故脈來難滯。

（六）芤與革對：同一中空而虛實兩分焉。虛而空者為芤，實而空者為革，悟透實與虛，旁通芤與革。

1. 芤脈：芤字訓慈蔥中央總是空醫家特擬脈，血脫滿江紅。戴同父曰，營行脈中，脈以血為形，芤脈中空血脈之象也。

2. 革脈：革脈唯旁實形同按鼓皮，勞傷恍惚夢破五更遺。

按革主亡精，芤主亡血。脈經言均為失血之候，混淆莫別，不過革亦有亡血者。

（七）緊與散對：鬆緊聚散物理之常，散即鬆之極者也，緊則聚之極者也。緊如轉索散似飛花，緊散相反，形容如生。

1. 緊脈：緊脈彈人指形如轉索，然熱為寒所束，溫散藥居先。

諸緊為寒為痛，人迎緊盛傷於寒。

氣口緊盛傷於食，腹痛尺緊中惡浮緊。咳嗽沉緊者主死證。按浮緊宜散，沉緊宜溫。

緊與遲均屬寒辨，表寒則緊，裡寒則遲。

2. 散脈：散脈最難醫，本離少所依，往往至無定，一片楊花飛。

柳氏曰：無統紀，無拘束至散不齊，或來多去少，或去多來少渙散不收。

（八）濡與牢對：浮雲輕者為濡，平沙面雨霏千點沉沉重者為牢，錦匣內綿裡一針。

濡與弱均屬虛辨，氣虛則濡，血虛則弱。

牢與散均屬偏敗辨，內閉則牢，外脫則散。

1. 濡脈：濡脈按須輕，萍浮水面生，平人多損壽，莫作病人評。

脈經曰：濡脈極軟而浮如帛在水中，輕手乃得按之無有。

按濡主血虛之病，又主傷濕，平人不宜見此脈。

瀕湖曰：平人若見似無根。

2. 牢脈：牢脈實而堅，當居沉浮邊，疝癥猶可治，失血難延。

脈經曰：似沉似伏實大弦長。

仲景曰：寒則牢堅，有牢固之象。

按牢長屬肝，疝癥肝病實病，見實脈可治。

扁鵲曰：失血脈，脈宜沉細反浮大而牢者死。虛寒見實脈也。

（九）洪與伏對：浮之最著者為洪，水面上波翻浪湧沉之至隱者為伏，石腳下跡遁縱潛。

1. 洪脈：洪脈脹兼嘔，陰虛火上浮，應時唯夏月，來盛去悠悠。

經曰：諸腹脹大皆屬於熱，嘔初起為寒，鬱則為熱。又曰：諸逆上衝皆屬於火，陰虛陽盛脈多洪，唯夏日應時。

瀕湖曰：拍拍而浮是洪脈，素問曰來盛去衰。

季按：洪與數均屬熱辨，氣熱則洪，血熱則數。

2. 伏脈：伏脈症宜分傷寒釀汗深，浮沉俱不得著骨，始能尋傷寒一字伏曰：單伏兩手伏曰雙伏乃火邪內鬱不得發，越陽極似陰故脈伏必大汗而解。又有夾陰傷寒，先有伏陰在內，外復感寒；陰盛陽衰，四肢厥逆，六脈沉伏須投薑附灸關元脈乃出（按二脈極宜分）。

（十）**結與促對**：遲而一止為結，數而一止為促，遲為寒結則寒之極矣。數為熱促則熱之至矣。

1. 結脈：結脈遲中止陽微一片寒，諸般諸積症，溫補或平安。

越人曰：結甚則積甚，結微則積微，浮積內有積，病沉積內有積聚。

2. 促脈：促脈形同數，須同一止看，陰衰陽獨盛，泄熱則宜寒。

瀕湖曰：三焦鬱火炎炎，盛進必無，生退有生。

按促則宜泄熱除蒸，誤用溫補立見危殆。

（十一）**動與代對**：動則獨盛為陽，代則中止為陰，動代變遷陰陽迭見。

1. 動脈：動脈陽陰搏，專司痛與驚，當關一豆轉，尺寸不分明。

脈經曰：動乃數脈，見於關上下無頭尾，如豆大厥厥動搖。

仲景曰：陰陽相搏名曰動，陽動則汗出，陰動則發熱。

瀕湖曰：動脈專司痛與驚，汗因陽動，熱因陰。

2. 代脈：代脈動中看，遲遲止復還，平人多不利，唯有養胎間。

結促止無常，數或二動一止，或三五動一止即來，代脈之止有常，數必依數而止還入尺中良久方來。

滑伯仁曰：若無病羸瘦脈代者危，有病而氣不能續者代為病脈。傷寒心悸脈代者復脈湯主之。妊娠脈代者，其胎百日代云生死不可不辨。

● 第六節　湖南梁季良診脈秘傳

診脈之法古傳；此甚少，無法以練習之，脈決皆言脈狀而無識狀之方。

金茲所言練習識脈狀之法得之章湘屏老人（為行嚴君乃翁），老人受之於易止松甫名醫（為今湘名醫麓泉君乃翁）此法通於佛門之禪功，習之日久，指可通神，恐其失傳故筆之於次。

一、取李士三書之診家正眼一書內有脈訣論，二十八篇，總論一篇，脈訣總論全須熟讀，脈論可將所引高陽生及其他反證不重要之處加以刪節，余亦須熟讀，必使二十八脈聽舉一脈皆能了徹其狀，約須下一月工夫可以竣事。

二、湘人周夢覺道人著有三指禪一書，內有緩脈一篇亦須熟玩得以知平脈之狀。

三、士材三書內引有內經五臟平脈之狀，亦須熟玩。

四、凡古人所著脈訣，均可參考瀏覽。

五、脈狀既明瞭，於心不能應之於指，欲得心應手最

簡便之法，無如指捻筆管心想脈狀也，其法如下：

取筆桿表面勻平潔淨中空者，約截一寸五六分長，以尺長之線穿入筆桿中，兩端相繫成環，平時可將線纏於小指上，使筆桿不至離手，以免拋失，如不欲纏於小指上，不用時置衣袋中亦可，但易失也。

筆桿製成捻桿之法處手用手之中三指按桿上，大指屈首節，以首節背面平抵於桿後而捻之最宜注意之，然要使中三指之羅紋頂橫成一直線（中指縮，二指略縮，無名指不縮則羅紋頂自成直線）並使成一水平。

三指按於筆桿上入手之法，先須調息靜心默想五臟平脈往來指下，習者右手捻筆管，心想如有肺脾命之平脈往來，唯初捻桿時心中想像指下症然耐心捻想半月以後，筆桿上自然現脈行如心想之狀。

練時可常假親近人之手按其脈以為練習按脈之法，受診者之腕須使側置，大指在下，小指在上，指令略屈以已中指按於腕骨下高骨頂尖，緩推直下，使羅紋按於脈上則得關部，次下二指並於中指前，使羅紋按脈上則得寸部，次下無名指並於中指後，使羅紋按於脈上則得尺部，無名並於中指後，長人並稍鬆，矮人並稍緊，不高不矮人則不鬆不緊置之大指屈首節，以首節背面抵於臂後。

捻桿半月之後桿上當覺脈行即可將二十八脈隨意取一，心想其狀往來指下而脈狀自顯，但須次第練習，必使二十八脈隨意想一脈，其脈即現指下，久之又久假親近人脈按之即能斷其脈行之狀也。

捻桿時，一時只能練一手，兩手須次第練之，每日必

訂一定時間一手至少須照法捻桿一句鐘之久以為定課，閒時即當捻桿默想不必拘時，然注於脈上，無一息之間斷，則指之羅紋可通神，故曰通於禪也。

按人脈時，診者當正坐凝神將吸氣送於丹田，輕輕呼出數息後方按脈，則氣平心靜，易得脈狀。

診人之脈，初取其浮部五十至起手，次取其中部五十至，起手再取共沉五十至，然後斷其脈狀，此為至少之診察時間也，習久自熟，融會貫通亦不必拘泥也。

練此法者，費時約百日即成，若能加練，更臻妙境矣。

此法為不傳之秘，願醫者尊重而勤習之則了了，於心者自得分明顯於羅紋頂上而脈狀無形矣，得者其寶之。

量尺寸錄

（一）手足以按中指中節為寸。

（二）鳩骨尾穴到肚臍中間共八寸（人人皆八寸，由臍下至會陰穴）。

諸人有高低而腹則無高低，故只八寸。

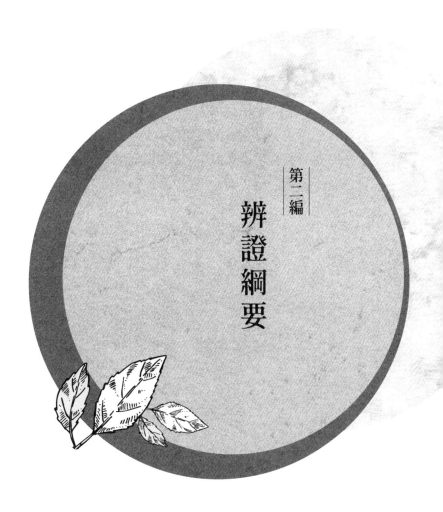

第二編

辨證綱要

第一章
六　要

六要者，表裡寒熱虛實也。此醫中最大關鍵，明乎茲則萬病皆指諸掌。

一、表：以表言之則風寒暑濕火燥感於外者是也。

二、裡：以裡言則七情恣慾飲食傷於內者是也。

三、寒：寒者陰之類，或為內寒，感為外寒，寒者多虛，而實者少。

四、熱：熱者陽之類，或為內熱，或為外熱，熱者多實，而虛者少。

五、虛：虛者正氣不足也。內出之病多不足。

六、實者邪氣有餘也。外人之病多有餘。

● 第一節　表證

表證者邪自外入者也。凡風寒暑濕燥火氣有不正者皆是。

引內經以證之如下：

（一）清風大來燥之勝也，風木受邪，肝病生也。

（二）熱氣大來火之勝也，金燥受邪，肺病生也。

（三）寒氣大來水之勝也，大熱受邪，心病生也。

（四）濕氣大來土之勝也，寒水受邪，腎病生也。

（五）風氣大來，木之勝也，土濕受邪，脾病生也。

（六）冬傷於寒，春必病溫。

（七）春傷於風，夏生飧泄。

（八）夏作於暑，秋生痎瘧。

（九）秋傷於濕，冬生咳嗽。

以上皆外來之邪。

一、外邪陰陽辨

邪有陰陽之辨，所傷亦各不同，然邪雖有六化只陰陽。

（一）**陽邪化熱傷氣**：傷氣者，氣通於鼻，鼻受無形之天氣，故外受暑熱，而病有發於中者，以熱邪傷氣也。

（二）**陰邪化寒傷形**：傷形者，形充於血，血營乎身，寒邪傷之淺在皮膚，深入經絡，邪來於外，熱遇營衛，則為身熱、體痛、無汗、惡寒，是寒邪傷神也。

經曰：寒則腠理閉氣不收，故氣收炎熱則腠理閉營衛通汗大泄故氣泄氣此寒熱陰陽之辨。

（三）**風寒辨**：六氣感人又唯風寒為最，以風為百病之長，寒為殺厲之氣也。人生內有臟腑，外有經絡之客於形身，必先舍於皮膚，次入經絡留而不去然後內連臟腑，此邪自外入之項。

（四）**外邪戒攻**：若邪氣在表不可攻裡，恐裡虛邪陷，漫無解期矣。表證既明，裡證可因而辨也。

二、臟腑經絡與表裡

（一）人身臟腑在內，經絡在外，故臟腑為裡，經絡為表。

（二）在表手足各有六經為十二經，而十二經分陰陽，則六陽屬腑為表，六陰屬臟為裡。

按十二經分手足，則足陰之脈長而且遠自上及下遍絡四體，故可按之以察周身之病。

手經短而且近皆出入於足經之間，故診外感者，但言足經不言手經也。

三、經絡之治法

（一）經寒絡熱者，溫經清絡。

（二）絡寒經熱者，溫絡清經。

但經直絡橫，溫甘通經，辛香通絡為別。

四、臟入腑之辨危瘥

臟病入腑即瘥，咳嗽入腑即危，蓋肺與大腸相表裡，胃傷則飲食不進故也。

五、足六經表裡辨

（一）足之六經以三陽為表，三陰為裡。

（二）三陽以太陽為表中之表，以其脈行於背，背為陽主表也。

（三）陽明為陽中之裡，以其脈行於腹，腹為陰主裡也。

（四）少陽為半表半裡，以其脈行於側，之陽傳遍漸入之陰也。

故欲察表證，當分足三陽經，而又以太陽一經包覆肩背周身內連臟腑者俞為諸陽主氣，獨四通八通之衢，風寒傷之，先犯此經，足太陽由足入腹，太陽在肌表之間，而三陰主裡，風寒自外入者，未有不由陽虛而入陰經也。

（五）逕入三陰，若逕入之陰，即為直中必連臟矣。故陰經無獨見之表證。

六、**邪閉皮毛**：寒邪在表，必身熱無汗，以邪閉皮毛也。

七、**寒邪客經絡**：此必身體痛或拘急痠痛，以邪氣外來，榮氣不能流利也。

八、**寒邪之頭痛**：寒邪在表頭痛有四列之如下：

（一）**太陽頭痛**：足太陽經脈上循頭項，故頭連腦而痛。

（二）**陽明頭痛**：陽明經脈上循頭面，故頭連額而痛。

（三）**少陽頭痛**：少陽經脈上循頭際，故頭角作痛。

前證醫案：脈弦數大，苔中黃，頭痛及旁，陽明濕熱挾膽經風陽上逆也。

大川芎湯（川芎、天麻）合茶酒調散，芷、草、羌、荊、芎、辛、防、薄、二陳湯加首烏、歸身、白芍。

詒按此亦少陽陽明兩經之病，但風陽既已逆，似當參用清熄之意乃合。芎、辛、羌、芷未免偏於升動矣。

（四）**厥陰頭痛**：厥陰脈上巔頂，故頭頂作痛。

鄭宜壽云，巔頂痛乃肝火痰挾之焦相火而病也。

前證醫案：蘭卿因恚怒而患胎氣不安，頭巔頂痛甚，左關浮洪，飯後心難異常，用四物加肝虛頭痛法，一劑霍然。

處方如下：川芎（五分）、生地（二錢）、白芍（一錢）、當歸（一錢）、牡蠣（三錢）、烏梅（一錢）、桑葉（二錢）、菊花（二錢）、女貞（一錢）、藁本（八分）、玄參（二錢）、小麥（三錢）、鹽水炒、香附（七分）。

（五）**腎虛頭痛**：屬少陰。

（六）**痰厥頭痛**：屬太陰。

但太陰少陰無外邪頭痛耳。

九、傷寒惡寒：寒邪在表陽氣不伸，故令惡寒。傷寒惡寒，亦猶傷食惡食也。

十、邪在太陽：邪氣在表，脈必浮而緊數，以營氣為邪拘束不能和緩舒徐也。

太陽經起目內眥上頂巔下項挾脊抵腰膝外，邪於之必發熱而頭項強痛腰脊強或膝脛痛也。

十一、邪在陽明：陽明經起目上下綱循面挾鼻行胸腹，故邪在陽明必發熱鼻乾不得眠也。

十二、邪在少陽：少陽為半表裡之經繞耳前後，循肩下脅肋，故邪在少陽必寒熱往來，耳聾、口苦、胸肋痛而嘔。

以上皆三陽表證，不可攻裡，或發表，或微解，或溫散，或涼散，或溫中托裡，而為不散之散，或補陰助陰，而為雲蒸雨化之散。

十三、風寒在表營衛俱病：風寒在表，脈必浮緊，浮則為風，緊則為寒，風則傷衛，寒則傷榮，榮衛俱病，骨節煩痛，當發其汗也。

風為陽，衛亦為陽，寒為陰，榮亦為陰，陽邪傷衛，陰邪傷營，各從其類也。

衛得風則熱，營得寒則痛，營衛俱病故骨節煩痛也。

十四、浮脈兼脈須參表證：浮脈屬表理固然也，然浮中兼見他脈者，須參合表證乃免誤治。

（一）**脈浮兼沉緊**：凡寒邪初感之甚者拘束衛氣不能外達，脈必沉而兼緊，但當以發熱惡寒、頭痛、身痛，諸表證參合之。

（二）**脈數浮大**：血虛火迫動血脈數浮大，按之索然。

（三）**脈浮數無力**：陰虛水虧，脈必浮數無力，但當兼澀耳。

（四）**脈浮大兼洪數**：內火熾盛，脈亦浮大或洪或數為異。

（五）**脈浮大**：關陰格陽脈亦浮大，按之格指。

以上之證俱非表脈，必當以形氣病氣有無表證參酌之，庶免誤治之失。

（六）**脈大兼緊數**：外感寒邪，脈大者必病進以邪氣日盛也，然必大而緊數虧為病進。

（七）**脈小漸大緩**：初病脈小，以後漸大漸緩者，此從陰轉陽，又為胃氣之脈，病雖危劇，終當漸解也。

（八）**脈緊無力**：病若未減，脈氣緊而無力者，靡有癒期也。

蓋緊者邪氣也，力者元氣也，緊而無力是邪氣有餘，而元氣不足，何以逐邪外出耶。

蓋診者必使元氣漸充則脈漸有力，自小漸大，自虛漸充，漸至微洪微滑，此是陽氣漸達，而表將自解矣。若日漸無力，而緊數日甚，危亡之兆也。

十五、內外先後之治法：病必自外入者，方得謂之表證，若由內以及外，便非表證矣。

經曰：

（一）**調內**：從內之外者調其內。

（二）**治外**：從外之內者治其外。

（三）**先調內後治外**：從內之外而感於外者，先調其內而後治其外。

（四）**先治外，後調內**：從外之內而盛於內者，先治其外，而後調其內。

十六、傷風中風類中風非表證解：傷風中風皆為風邪，不可均作表證。

（一）**傷風**：傷風之邪自外而入表證也，可散之溫之而已。

（二）**中風**：中風之病雖有風邪，實由內傷而入，宜挾本疏邪，乃為正治。

（三）**類中風**：此本無風邪形證類爾。中風者積損累敗致然也。

以上三者俱不可作表證論。

十七、外邪發熱：發熱之證似皆火證，但當分辨表熱裡熱耳。

（一）**表熱**：凡邪在表而發熱者，表熱裡無熱也。此因寒邪在表，治宜解散，邪解而外熱亦解。

（二）**裡熱**：在熱盛熱者裡熱甚，而達於外也。此是大證，治宜清涼，裡熱化，而外熱亦解。

以上須分內外皆可作邪熱論治。

（三）**臟虛內熱**：陰虛水虧為骨蒸，為夜熱者，此臟虛內熱，切不可作邪熱，例治唯壯水滋陰，則虛熱可解。

十八、燥濕外邪表裡陰陽辨：燥濕二氣，亦外邪之類，但濕有陰陽，燥亦有陰陽。

（一）濕從陰化為寒濕，濕從陽化為濕熱。

（二）燥從陽化因於火，燥從陰化發於寒。

熱則傷陰必連於臟，寒則傷陽，必連於經，此燥濕皆有表裡，皆有陰陽，必當細辨別治。

1. 寒濕濕熱之證侯暨其辦法

（1）寒濕之症如下：

泄瀉多由寒濕，寒宜溫，濕宜燥。

（2）濕熱之症如下：

痢疾成於濕熱，濕宜利，熱宜清。

（3）濕邪之辨法：凡舌苔黏膩，口不渴，為濕邪之證據。

①白而黏膩者，為寒濕。

②黃而黏膩者，為濕熱。

③更驗其小便不利，大便反快為濕邪。

2. 濕燥之辨治：

（1）濕：

①外入之濕。經曰，因於濕首如裡，又曰傷於濕者，下先灸之，若衝風冒雨，動作勞苦，汗濕沾衣，皆濕從外者也。

②內出之濕。凡嗜飲酒釀，恣啖生冷，內傷脾胃，泄瀉腫脹，嘔吐疸黃，皆濕從內出者也。

③治濕所宜。在外在上宜汗解；在內在下宜分利；濕熱宜清宜滲；寒濕宜燥宜溫。

如口中自覺黏膩，則濕漸化熱，僅可用厚朴，檳榔等苦辛微溫之品。徐靈胎云，治濕邪則用香燥之藥，發汗即以去濕。

（2）燥：

（天）燥從陽化傷乎內者，經曰：清風火來燥之勝，風木受邪肝病生也，即中風之屬。

①原因與症狀。蓋燥盛則陰虛，陰虛則血少，血少則或為牽引，或為拘急，或為脾膜風消，或為臟腑乾結，此燥從陽化陰氣不足而傷乎內者也。

②治法：治當養營滋陰為主。

（地）燥自金生傷乎表者，秋令太過金氣勝而風燥從之，則肺先受病而燥生也，此傷風之屬。

①原因與症狀。由風邪外來氣應皮毛，故身熱無汗、乾咳、喘滿、鼻塞、聲啞、咽乾、喉燥，此燥自金生，衛氣受邪而傷乎表者然也。

②治法：治以清揚解散潤肺祛邪為主。

徐靈胎曰：燥病則用滋潤之藥，滋水即以作汗。

● 第二節　裡證

裡證者，症之在內在臟也，凡病自內生則或因七情，或因勞倦，或因飲食所傷，或為酒色所困，皆為裡症，倘誤表作裡，誤裡作表，最為大害當詳辨之。

一、熱非在表：身雖微熱，纖纖然汗出不止及無身體疲痛，拘急，脈不緊數者，此熱非在表也。

二、陽明熱盛於裡：身熱不惡寒反惡熱，此絕無表

邪，乃陽明熱盛於裡證為裡證也。

　　三、小便不利：凡病表證而小便不利者，知邪已入裡也。

　　四、胸腹拒按：表證不罷而飲食不進，胸腹拒按者，此邪已實於裡也。

　　五、表熱傳胸：若嘔惡口苦心胸滿悶及表熱傳至胸中漸入於裡中。

　　六、煩躁腹利：煩躁不眠，燥渴譫語，腹肚下利者，皆邪熱入於裡也。

　　七、胃腑裡實：腹脹喘滿，大便結硬，潮熱斑黃，脈滑數實，此則陽明胃腑裡實乃可下之也。

　　八、七情內傷：

　　（一）過於喜者，傷心而氣散心氣散者收之養之。

　　（二）過於怒者，傷肝而氣逆肝氣逆者平平抑之。

　　（三）過於思者傷脾而氣結脾氣結者溫溫豁之。

　　（四）過於憂者傷肺而氣沉肺氣沉者舉之舒之。

　　（五）過於恐者傷腎而氣怯腎氣怯者壯之安之。

　　九、色慾傷腎：

　　（一）陽虛無火者兼培其元氣。

　　（二）陰虛無火者純補其真陰。

　　（三）痰飲為本：此患必有所本治所從來方為主治，若但治標非良法也。

　　（四）五臟更臟傷：此證本不易辨，然有諸中必形於外也。試列如下：

　　1.肝病則不能視而色青。

2. 心病則舌不能言而色赤。

3. 脾病則口不知味而色黃。

4. 肺病則鼻不聞香臭而色白。

5. 腎病則耳不聽音聲而色黑。

● 第三節　寒熱

寒熱者陰陽之化也。

（一）陰不足則陽乘之而變為熱。

（二）陽不足則陰乘之而變為寒。故陰盛則陽病，陰盛為寒也；陽盛則陰病，陽勝為熱也。

（三）熱極則生寒，是熱極而陽內陰反外也。

（四）寒極則生熱，乃寒極而陰盛陽行於外也。

（五）陽虛則外寒，寒必傷陽也。

（六）陰虛則內熱，熱必傷陰也。

（七）陽盛則外熱，陽歸陽分也。

（八）陰盛則內寒，陰歸陰分也。

（九）寒則傷形，形言表也，熱則傷氣，氣言裡也。

（十）故火旺之時，陽有餘而熱病生，水旺之時，陽不足而寒病起。

（十一）人事之病由於內氣交之，病由於外。

（十二）寒熱之表裡當知寒熱之虛實亦不可不辨。

一、熱證

（一）**熱在表者**：為發熱頭痛，為丹腫斑黃，此皆因裡熱而起，為揭衣去被、為諸痛瘡瘍。

（二）**熱在裡者**：為脹滿瞀悶，為煩渴痞結，或喘急

牛吼，或躁擾狂越。

（三）**熱在上者**：為頭痛目赤，為牙痛喉瘡，為諸逆沖上，為喜冷舌黑。

（四）**熱在下者**：為腰足腫痛，河間熱腫不謬，二便閉澀，或莖痛遺溺精，或溺赤便瀉。

（五）**真熱脈象**：真熱之脈，必滑數有力。

二、**寒證**

（一）**寒在表者**：惡寒、身痛、浮腫、膚痛及容顏青慘，四肢寒厥。

（二）**寒在裡者**：噁心、嘔吐、冷咽、腸鳴及心腹疼痛，喜熱、畏冷。

（三）**寒在上膈**：吞酸、噯腐、噎塞反胃及飲食不化，喘腹呃噦。

（四）**寒在下焦**：清濁不分，腹痛飧泄及陽痿遺精，膝脛寒冷。

（五）**真寒脈象**：真寒之脈必遲弱無神。

三、**陽臟之人**

陽臟之人多熱，陽臟者必平生喜冷畏熱，即朝夕食冷，絕無所病，此真陽之有餘也。

四、**陰臟之人**

陰臟之人多寒，陰臟者喜熱畏冷，略食寒涼必傷脾胃，此真陽之不足也。

【**注意**】陽強者少，十唯一二，陽弱者多，十常七八。然恃強者，每多致疾病，畏弱者多獲康安。若見彼之強，忌我之弱，則與侏儒觀場，醜婦效顰者無異矣。

● 第四節　寒熱真偽

寒熱有真假者，陰證似陽，陽證似陰也。

（天）陰證似陽，清之必斃。緣陰盛之極，往往格陽身熱面紅，口乾喜冷，手足躁擾，言語譫妄，脈來洪大，悉似陽證。

但身雖熾熱，而欲得衣被，口雖喜冷，而不得下咽。手足雖躁擾而神則清，言語雖譫妄而聲則微，脈雖洪大而按之無力。

若誤清之，是以水濟水也。

（地）陽證似陰，溫之則亡。顧松園云，陽盛之極，往往發厥，手足厥冷，自汗發呃，身臥如塑，六脈細微，悉似陰證。

但審其內證，必氣噴如火，咽乾口臭，舌苔芒刺，渴欲冷飲，譫語太息，喜涼惡熱，心煩脹滿，按之痛甚。小便必黃赤短少，大便必臭穢殊常，若誤溫之，是以火濟火也。

一、真假寒熱辨

（一）陰極反能發熱：此內寒外熱，即真寒假熱也。

（二）陽極反能厥冷：乃內熱外寒，即真熱假寒也。

（三）假熱者最忌寒冷。

（四）假寒者最忌溫熱。

辨此者當以脈之虛實強弱為主。

二、假熱

（一）假熱者，水極似火也，易言之，即寒逼陽於外

也。

（二）**假熱之原因**：凡病傷寒或雜病，有種種發熱如下：

1. 有素稟匠寒，偶感邪氣而反熱者。

2. 有勞倦受邪，而反熱者。

3. 有酒色過度受邪，而反熱者。

4. 有原非火證，誤服寒涼而反熱者。

（三）**假熱之現象**：真熱本發熱，而假熱亦發熱。見證亦面赤煩躁，大便不通，小便赤澀，或為氣促，咽喉腫痛，陽升之象，或為身熱脈數躁疾，倘誤認為熱，妄投寒涼，下咽必斃。

（四）**假熱辨證之真諦**：假熱之證，身雖熱而裡寒，正是裡寒格陽之證，乃虛陽不斂也。凡裡寒外熱之證，皆寒逼陽於外也。

三、虛狂與虛斑之辨證

（一）**虛狂之現象如下**：

1. 口雖乾渴，不喜冷飲。

2. 熱飲亦不能多。

3. 或大便不實，或先硬後溏。

4. 或小便短少，或水枯黃赤。

5. 或氣短懶言，或神倦色黯。

6. 或起倒如狂，禁之則止，自與登高罵詈者不同。

以上所列皆辨假熱之要訣也。

（二）**虛斑辨**：

1. 或斑如紋跡，淡紅細碎，自與熱極紅紫者不同。此

辨假熱虛斑之要訣也。火不鬱不成斑疹，若虛火力弱，則色淡也。

2. 四肢清口不甚渴，四肢清者微冷也。

上列假熱虛斑，辨證之要訣也。

四、假熱之脈象

其脈沉細急疾，或豁大無神。經云：身熱脈數，按之不鼓擊於指下者，此陰盛格陽，非熱也。又經云：數則脾氣虛。

凡熱越皮膚，寒在臟腑，所謂惡熱非熱，明是陰證也，似此內敗真寒，不知求本，但知攻熱，無不速危矣。

五、假熱之治法

急當以八味理陰回陽，四逆備加附子，引火歸元，使元陽漸回，則熱必退臟，所謂火就燥者是也。

（一）**八味藥解**：八味腎氣丸，治少陰亡陽，咽痛吐利，脈陰陽俱緊者。亡陽則衛外不密，而汗出吐利。

陰虛則煩中火發，而咽痛脈緊，此即少陰亡陽證也。

熟地滋陰補腎，萸肉秘氣澀精，丹皮瀉君相伏火，澤瀉瀉膀胱水邪，山藥退虛熱，健脾益陰，茯神滲濕熱、通腎交心，更加桂、附以導引虛陽，歸納腎氣，則陽回而咽痛自止，汗出吐利無不癒矣。

（二）**四逆備加附子方藥解**：甘草（二兩炙）、乾薑（一兩半）、附子一枚（生用破八片）。

按方名四逆，必以之治厥逆，論云厥者陰陽氣不順接，乎足逆冷是也。此方溫中散寒，故附子用生者。故徐靈胎云，四逆一類總不離乾薑以通陽也。治宜下焦。

（三）**四逆湯加豬膽人尿**：此仲景治少陰澄煩躁發狂者，用之以平格陽之氣。按元脈厥逆，嘔而且煩，則上下俱不通，陰陽相隔故加豬膽人尿，引陽藥達於至陰而通之。即內經所云反佐以取之是也。豬膽汁苦滑之極，引藥直達下焦。

內真寒外假熱醫案：薛已治一男子，發熱煩渴，時或頭痛，此頭痛為內傷，服發散藥，反加喘急腹痛，其汗如水，晝夜譫語，此勞傷元氣誤汗所致。其腹必喜手按，詢之果然。

遂與十全大補，加附子（一錢），服之熟睡，喚而不醒，舉家驚惶，及覺諸證頓退，屬內真寒而外假熱，故肚腹喜暖，口畏生冷，此乃形氣 病氣俱不足法，當純補元氣為善。

（一）**正治**：葉天士云，反治之道，非以熱治熱，以寒治寒，微者逆之如寒病熱病，其勢尚微用熱治寒，用寒治熱，是謂正治。

（二）**從治（水）**：若熱極用寒藥，逆治則格拒而反甚，故少加，熱藥為引導，使無格拒，直入病所。

1. 用熱藥治寒病，少加寒藥，以順病氣，而無格拒，使之同氣相求，謂之從治。

非竟以熱藥治熱病，寒藥治寒病也。

2. 若熱藥治寒病，而寒不退者，所謂熱之而寒者，取之陽求其屬也。

陽虛則益火之源，陰虛則壯水之至，乃為各從其屬，故謂求其屬也。

3. 熱藥治寒病，用寒藥為引導，則無格拒。

4. 寒藥熱飲則癒，已假熱之病，熱藥冷飲則癒。

所謂從治者，乃順其性而抑之，非以寒冷直折之，謂從治也。至真要大論。經云，微者逆之，甚者從之。微者謂病之輕者也。輕者正治，謂之逆，逆迎合之意也。甚者，病之重者也。重者，反治，謂之從。從順從之意也。亦熱因熱治，寒因寒治，通因通治，塞因塞治之各法也。

1. 諸寒之而熱者，取之陰。諸寒之而熱者，謂用諸種寒藥治熱病而熱者，謂非但熱不減，而反增熱也。是陰分不足也。當補其陰，故曰取之陰。

2. 熱之而寒者，取之陽。熱之而寒者，謂用熱藥而治寒病，非但寒不減，而寒反甚也。是陽虛不足，當補其陽，故曰取之陽。

3. 真寒假熱辨：此證下部冰冷，上部大熱，渴欲飲水，下喉即吐，乃真寒，反現假熱之形以欺人也。當用六味湯劑探冷與服。

4. 假熱擦足心法：再令人以手擦其足心，如火之熱，不熱不已，以大熱為度。

5. 外治法：用吳萸肉（一兩）、附子（一錢）、麝香（三分），以少許白麵入之，打糊作膏，貼足心，少頃必睡，醒來下部熱而上部之火息矣。

6. 薑附湯加人參：李東垣治面赤煩躁，欲飲，脈七八至，按之則散者，此無根之火，當用薑附湯加人參，以補攝元氣。

7. 霹靂散：外台秘要以陰盛格陽陰燥，欲坐水中，宜

以熱藥治之。

陰證發躁者，亦如發狂者，實非狂也。其病初起無頭痛，但煩躁，欲坐泥水井中，或欲陰冷坐，躁亂不安，此陰極發躁者也。但手足逆冷，脈沉細，雖欲渴，不能飲水為異耳。用霹靂散治之，更須冷服，即附子真臘茶是也。

甚者，身發熱面赤戴陽，足冷煩躁，脈數無力，乃裡寒下虛，虛陽伏陰所致。宜人參四逆湯冷服。俗醫乃以面赤身熱而誤作陽狂實熱，反成大害者有之，乾薑、附子、炙甘草。

試法：須用涼水半盞試之，入口即吐出而不納者；是也。又須詳脈，脈來無力者是。

六、假寒

假寒者火極似水也，如傷寒熱甚，失於汗。下至陽邪元極熱伏於內，自陽入陰是也。

（一）假寒之現象如下：

1. 聲壯氣粗形強。

2. 唇焦、舌黑、燥渴、飲冷。

3. 小便赤澀。

4. 大便秘結或熱結膀胱。

5. 下利清水中，仍有燥糞，及失氣極臭者。

以上所列現象，皆假寒非寒也。

（二）真熱假寒辨治法：此證身外冷，身內火熾，發寒發熱，顫慄不已，乃真熱反現假寒之象，以欺人也。

1. 治法：法當用三黃湯加石膏、生薑乘熱飲之。

2. 外治法：再用井水，以撲其心至二三十次內熱自

止，外之顫慄亦若失矣。復用元參、寸冬、白芍（各二兩），煎湯任其飲後不再甚也。

（三）假寒發厥辨證難識：其初身漸熱，至發厥，神志皆沉或時畏寒。

夫真寒本畏寒，而假寒亦時畏寒，是厥深熱深熱極反兼寒化也。易言之即熱逼陰於外也。

前證醫案：徐靈胎洞庭卜夫人患寒疾，有名醫進以參附日以為常，十年以來服附子數十斤而寒愈劇。初冬即四面環火，棉衣幾重，寒慄如故。

徐曰此熱邪並於內，逼陰於外。內經云，熱深厥與深入又云熱極生寒當散其熱，使達於外。用蘆根兩數兩兼清涼疏散之藥，飲三劑去火，十劑減衣，常服養陰之品而身溫。

（四）假寒之主治如下：

1. 脈象：滑數有力，此實熱內結也，主承氣湯。

經曰身熱厥冷，脈必滑數，按之鼓擊於指，下者，此陽極似陰非寒也。

2. 必煩潮熱：主大柴胡湯。

3. 有熱無結自汗煩渴，脈洪無力者如神，白虎湯。

（五）雜病之假寒：其狀時懷畏寒、口渴、飲水，此熱極於內，陽氣不伸，正寒在皮膚，熱在臟腑也。所謂惡寒非寒，明是熱證。故冷飲便結，溺澀口臭，躁擾不安，脈必滑數有力，當以涼膈加連，清熱存陰，內熱即除，則假寒自退，所謂水流濕者是也。

前證醫案：濮樹堂室病王孟英甫為參癒，而樹堂繼焉

起，即四肢厥逆，脈伏惡寒，發熱頭痛左為甚。唯口渴，因與蔥、豉二帖，熱雖退，脈仍伏，四肢冷過肘膝，大解頻行，皆疑為虛寒。

孟英曰，此證儼以陰厥，然渴飲溲赤，真情已露，豈可泥於一起即厥而必定其為寒乎。徑投涼解熱，果復發而肢冷脈伏如故。幸病者堅信腹藥不疑。至第七日大便瀉出紅水，溺則管痛，嘔惡煩躁，徹夜不暝，人更危之。孟英曰熱邪既已下行，可望轉機。

以白頭翁湯加銀花、通草、芩、芍、茹、滑、知、斛、梔、楝、羚角之類投三日始止。四肢漸和，頗有昏瞀譫語，用王氏犀角、地黃湯一劑，四肢熱，而脈濕滑數，苔輕灰黃，大渴遺溺，病人自述如臥烘箱上。於昨方加入元參、銀、元、竹葉、生石膏、知、貝、梔、斛，服一劑，夜間即安寐，而苔轉黑燥，於昨方復加花粉，服一劑熱退而頭面汗多、懶言、倦寐、小溲欲解不通，諸親友咸以為危，各舉所知，而群醫云，挽救不及，病家惶惶。

孟英云：此證幸初起，即予診視得盡力為死裡求生之舉，非此他人之病皆因誤治致危然不明言其陰者，恐病家惶惑而築室於道旁也。今生機已得，不過邪去真陰未復，當恪守予法自然水到渠成，切勿二三其德以致為山虧簣賴有一二知音竟從孟英議，服西洋參、生地、蓯蓉、麥冬、楝、芍、知、斛藥一劑、溺行索粥，再服而黑苔退，三服而神清音朗，舌潤津回，唯有韌痰不能吐，右偏頭微痛，於原方加二至桑菊、貝母、牡蠣，又復五劑得解，鞕失一次，各患始安眠食漸適而瘳。

● 第五節　虛　實

虛實者，有餘不足也。但有表裡之虛實，氣血之虛實，臟腑之虛實，陰陽之虛實為異耳。

凡外人之病多有餘，內出之病多不足。

實言邪，氣當瀉，虛言正氣當補，欲明虛實，當知根本。

夫病邪之實因為可慮，而元氣之虛，更屬可虞。

診病者必先以元氣為主，而後求病邪之謀深。

（一）**實而誤補**：若實而誤補，不過增病，病增者，隨可解救。

（二）**虛而妄攻**：虛而妄攻，必致脫元，元脫者，不可生矣。

（三）**診虛實脈之病證**：凡病虛實之要，莫逃乎脈。

1. 脈之真有力，真有神，云是真實證。

2. 脈之假有力，假有神，便是假實證。

弱脈之無力無神，以至全無力，全無神者亦。

一、實證

（一）**表實**。證狀如下：

1. 發熱身痛。

2. 惡寒鼓頷。

3. 或惡熱揭衣揚手擲足。

4. 寒來於表者無汗。

5. 火結於表者有瘍。

6. 走注紅痛知營衛之有熱。

7. 拘急瘈痛知經絡之有寒。

（二）**裡實**。證狀如下：

1. 為痛脹。

2. 為痞堅。

3. 為閉結喘滿。

4. 煩躁懊憹。

5. 或氣血精聚結滯腹中不散。

6. 或寒邪熱毒深留臟腑難消。

（三）**陽、陰、氣、血各實證**

1. 陽實者多實惡熱。

2. 陰實者多痛惡寒。

3. 氣實者氣必喘粗聲音壯厲。

4. 血實者血必凝聚多痛且堅。

二、虛證

（一）**表虛**。各證如下：

1. 多汗。

2. 顫慄怯寒。

3. 耳聾眩暈。

4. 目暗羞明。

5. 或肢體麻木舉動不勝煩勞。

6. 或皮毛枯槁，肌肉日見瘦削。

7. 或顏色憔悴，或神氣索然。

（二）**裡虛**。各證如下：

1. 心怯。

2. 心跳多驚。

3. 津液內竭。

4. 神志不寧。

5. 或飢不飲食。

6. 渴不喜冷。

7. 或畏明張目，惡聞人聲。

8. 飲食難化，時多嘔惡。

9. 或氣虛中滿，二便不利。

10. 或遺精而溲溺不禁。

11. 或泄瀉而脫出肛門。

（1）女子裡虛：①女子血枯經閉；②胎多下墮。③帶下赤白；④崩漏癃淋。

（三）**陽虛**：陽虛者火虛也，各證如下：

1. 為神氣不足。

2. 眼黑頭眩。

3. 咳嗽吐沫。

4. 必多寒而畏寒。

（四）**陰虛**：陰虛者水虛也，各證如下：

1. 為骨蒸勞熱。

2. 亡血戴陽。

3. 乾咳失精。

4. 必多熱而畏熱。

（五）**氣虛**：氣之性善升而易散，育與固養氣之妙，唯靜存守中，善養氣者矣。

氣虛有二如下：

1. 氣短似喘。

2. 聲音低怯。

（六）**血虛**：血之善降而易凝，和與溫養血之妙，唯運動調中，善養血者矣。

血虛有二如下：

1. 肌膚乾澀。

2. 筋脈拘攣。

（七）**虛中有實，實中有虛**：虛者宜補，實者宜瀉，不知虛中復有實，實中復有虛也。試列如下：

1. 至虛有盛候：徐靈胎曰如病起七情，或飢飽勞倦，或酒色所困，或先天不足，每多身熱，便閉，虛狂，脹滿，戴陽假斑，證似有餘，實由不足，故曰至虛有盛候。

顧松園曰，心下痞痛，按之則止，色粹聲短，脈來無力，虛也。

甚則脹極而食不得入，氣不舒，便不得利，是至虛有盛候，若誤瀉，是虛虛也。故曰，至虛有盛候，瀉反含冤。

2. 大實有羸狀：徐靈胎曰：如外感未除，留伏經絡，飲食不消，積聚臟腑或鬱結逆氣有不可散頑痰瘀血有所留臟病致羸，似乎不足，不知病根未除，實非虛證也。故曰大實有羸狀。某云，積聚在中，按之則病，色紅氣粗，脈來有力，實也。甚則嘿嘿不欲語，肢體不欲動，或眩暈昏花，或泄瀉不實。是大實有羸狀。蓋誤補之，是盛盛也。故曰大實有羸狀，誤補益疾。

經曰，無實實無虛虛謂損不足，而益有餘耳，學者所當留意也。

第二章

治　法

治法有從逆不可不辨試列如下：

一、逆治：逆治者何，謂以寒治熱，以熱治寒，此證治也。正即逆也。

二、從治：從治者何，謂以熱治熱，以寒治寒，是反治也。反即從也。

例如熱藥散寒，而寒不去者，無火也。當以桂、附、參熱治之。即益大之。原以消陰翳，此逆治也。

但熱治寒，而寒不退，反用寒涼，而寒退者，此證假寒之病，以寒從治則熱而寒自解也。

又如寒藥治熱病，而熱不除者，無水也。當以六味知、柏治之，即壯水之主以制陽光。此逆治也。

但寒治熱兩熱不癒。反用參、薑、桂、附八味而退熱者，此即假熱之病，以熱從治，即甘溫能除大熱也。

仲景以小建中為主方，用桂枝、生薑，宣胸中之陽，即所以除陰火也。後人識見不及，慮薑、桂之熱，只用溫補之品。

東垣云：參、耆、甘草，為瀉火之良藥。又云，甘溫除大熱。視右雲雖低一格，猶有先民之巨獲。

醫案：程覷泉治鄭鶴鳴寒熱身痛，肢冷脈伏，肌肉青紫而赤，煩躁呃逆頻頻，單用薑、附、參、草四味，煎令冷服，外用蔥艾炒熱熨臍，老薑、附子片煎汁薰洗手足，

始厥回。唯每呃必至百聲，知為腎氣上衝。於前藥參以熟地、枸杞、五味、丁香攝納真元。

三、熱藥冷服之原理：熱因寒用者，沉寒內結，當以熱藥治之。弟寒甚格熱熱不能前則以熱藥冷服下咽之後，冷性既消，熱性便發，情且不違，而致大益。

四、寒藥熱服之原理：寒因熱用者，如大熱在中，以寒攻治則不入，以熱攻治則病增，乃以寒藥熱服，入腹之後，熱性既消，寒性遂行，情且協和，而病日以減也。

（一）氣味之辨治：氣味之辨則諸氣屬陽，諸味屬陰。

1.氣本乎天有四，寒熱溫冷是也。

2.味本乎地有六，酸苦甘辛鹹淡是也。

蓋溫熱者天之陽，寒涼者天地之陰也。

辛甘淡者地之陽，酸若鹹者地之陰也。陽主升而浮，陰主沉而降。

3.氣味各有所主，試列如下：

（1）辛主散：其行也橫，故能解表。

（2）甘主緩：其性也和，故能補中。

（3）苦主瀉：其性也下，故可去實。

（4）酸主收：其性也斂，可以治瀉。

（5）淡主滲：其性也利，可以分消。

（6）鹹主軟：其性也沉，可以導滯。

4.純氣純味各有所取。

（1）用純氣者取其動而能行。

（2）用純味者取其靜而能守。

按氣味兼用合和之妙，君臣相配，宜否之機。

5. 用藥當知所忌。

凡藥既欲其宜，尤當知忌，先避其害，後用其利，一味不投，眾善俱棄，試舉所忌如下：

（1）欲表散者，須遠酸寒。

（2）欲降下者，勿兼升散。

（3）陽旺者，當知忌熱。

（4）陽衰者，沉寒勿犯。

（5）上實者忌升。

（6）下實者忌秘。

（7）上虛者忌降。

（8）下虛者忌泄。

（9）諸動者再動即散。

（10）諸靜者再靜即滅。

（11）甘勿施於中滿。

（12）苦勿投於假熱。

（13）辛勿需於熱燥。

（14）咸勿用於傷血。

（15）酸本木味，最能剋土，脾氣虛而少運者，切勿輕投。

按陽中有陰象，陰中復有陽訣，使能觸此陰陽，則藥理雖玄豈能透徹。

6. 用藥當知製法：台參須玫瑰花同燉沖，玫瑰花利血行血理氣平肝氣。

益元散，真西珀研末拌車前草。

紅白扁豆花

炙半夏

戈製半夏

石決明、真川連拌又拌打

東白芍東壁土炒

竹瀝菖蒲汁

煨木香真川連拌

蒼龍齒

鱉甲童便炙（治勞去熱用此）

真野尤陳壁土炒

鮮竹瀝、鮮菖蒲同搗

青蒿童便炙青皮蔗汁

阿膠藕粉炒成珠

鮮橄欖明礬同拌

麥冬米炒

垂下野桑枝

抱木茯神辰砂拌透

冰糖水炒石膏（因其性寒或糖拌炒則不妨胃）

薑汁炒竹茹

竹瀝、鮮菖蒲搗汁和沖

水煮麻黃（碧玉散活水蘆根）

米炒西洋參

生鐵落煎湯代水

鴨血炒絲瓜絡

鮮佛手黃衣

川鬱金明礬拌打

台參鬚、鮮佛手露、青蒿露代水燉沖

紫丹參、豬血拌炒

炙冬花

薑製西洋參

鮮竹瀝、鮮細葉、石菖蒲汁同沖

石決明、青黛拌打

九孔石決明與真川連同拌生打

奎紅花生薑搗汁炒

黑枝辰砂拌打

以上係錄凌曉五之製藥法

第三章
診　法

● 第一節　五　臟

一、心部：心火藏主生血，主藏血，主藏神，主周身脈絡，主喜，主笑，開竅於舌。

（一）心之病證：

1. 外證：

（1）面赤，素在色為赤。

（2）口乾，心氣通於舌，火上炎則氣也。

（3）喜笑，心在聲為笑。

2. 內證：

（1）臍上有動氣，臍上心之位也。

（2）按之牢若痛。

（3）其病煩心心痛病在本臟也。

（4）掌中熱而啘手少陰脈入掌內故掌中熱啘乾嘔也，諸逆沖上皆屬於火。

3. 實證：心實多言多笑，小便黃赤澀少。

4. 虛證：心虛則神慘澹，志意怯慮，多悲，愁不樂。

5. 總論：有是者心也，無是者非也。

（1）心氣有餘之現狀：

①痛。

②胸內痛。

③脅多滿。

④脅下痛。

⑤膺背髃脾間痛。

⑥兩臂內痛。

⑦喜笑不休。

以上為心氣之實則宜瀉之。

（2）心氣不足之現狀：

①胸腹大。

②脅下與腰背相引痛。

③驚悸恍惚。

④少顏色。

⑤舌木強。

⑥喜憂悲。

以上皆心氣之虛則宜補之。

二、肝部：肝木藏，主行血，主藏魂，主周身筋脈，主怒主驚，開竅於目。又云肝臟病者愁憂不樂，悲思嗔怒，頭眩眼痛，呵氣出而癒。

（一）肝氣之病：肝氣肝風肝火三者，同出而異名。其中侮脾乘胃，衝心犯肺，挾寒挾痰，本虛標實，種種不同，故肝病最難而繁，姑錄大略於下：

《金匱》中云：「跌陽為胃脈，脈微弦，法當腹滿，不滿者必便難，兩膝疼痛，此虛寒欲從下而上也。當以溫藥服之。」

1. 疏肝理氣：如肝氣自鬱於本經，兩脅氣脹，或痛者，宜疏肝。

香附、鬱金、蘇梗、青皮、橘葉之屬。

藥之氣味主治：

（1）香附氣味甘，微寒無毒，主除胸中熱，充皮毛，為氣分之要藥。

（2）鬱金治肝鬱不舒，肝氣沖胃，血虛者大忌。

（3）蘇梗下氣，但少緩耳。

（4）青皮味辛苦，性溫，瀉肝火，舒肝氣，化痰破滯，消食寬中。

（5）金桔葉味辛苦，性微寒，舒肝鬱肝氣，開胃氣，散肺氣。

（6）橘葉苦平，氣香輕揚，上達入肝胃，宣胸膈逆氣，消腫散毒，凡婦人一切乳症，皆可用之。

（7）蘇葉輕宣行氣有功，而達肌表。

（8）蘇梗中空，行氣寬胸，利於中焦。

（9）蘇子氣厚，下氣有力。

（10）梗能順氣安胎，蓋氣順則一身通泰。猶梗之一身皆達也。下氣寬脹，治噎膈反胃，心痛。旁小枝通十二經開竅脈絡。

①兼寒：加吳萸，辛熱有小毒疏肝解鬱血寒用此開逐。

②兼熱：加丹皮、山梔，二藥散鬱除蒸。

③兼痰：加半夏、茯苓，半夏氣平，主心下堅，胸脹下氣。

茯苓甘平，主胸脅逆氣憂恚心下結痛。

經曰：肝苦急，血燥則急，急食甘以緩之。加人乳、甘草之類。

肝欲散，木喜條達。急食辛以散之。如桂枝，羌活、川芎、薄荷之類。

以辛補之，肝以辛為補。故川芎、薄荷，能以補肝。

以酸瀉之，肝以斂為瀉，故白芍、赤芍，皆曰瀉肝。

2. 疏肝通絡：如舒肝不應，營氣痺窒，脈絡瘀阻，宜兼通血絡。

如旋覆、新絳、歸鬚、桃仁、澤蘭葉等。

（1）旋覆鹹溫，主結氣脅下滿。

（2）新絳和血，按說文絳，大赤也，絳草可以染色，陶宏景曰絳茜草也歸鬚入絡。

（3）桃仁苦甘平，主瘀血，血閉。

（4）澤蘭苦微寒，通九竅，破瘀血，治肝鬱，為女

科肝鬱血滯之要藥。

（5）肝燥脅痛治法：大瓜蔞連皮搗爛（半分）、粉甘草（二錢）、紅花（七分），水煎服。

按肝鬱日久，肝氣燥急，不得發越，故皮膚起泡，如魚子疔，轉為脹痛。經云，損其肝者，緩其中。瓜蔞為物甘緩而潤，於鬱不逆，又如油之洗物，滑而不滿，此其所以奏功也。

3. 柔肝：如肝氣脹甚，疏之更甚者，當柔肝。當歸、杞子、柏子仁、牛膝。

（1）當歸苦溫主咳逆上氣，婦人漏中絕子。

（2）杞子苦寒通血脈，利骨節，養肝益腎，為補養心腎之良藥。

（3）柏子仁甘酸性平，養肝養血，安五臟。

（4）牛膝苦酸平，逐血氣，膝痛不可屈伸。

①兼熱加天冬、生地：天冬甘苦寒，主潤肺益腎，通經活絡，兼理血分；生地甘寒主逐血痺填骨髓，瀉火涼血，生用者專取其性涼而滑利流通。

②兼寒加蓯蓉、肉桂：蓯蓉甘微溫，主強陰益精神養精和顏色。

4. 緩肝：如肝氣甚而中氣虛者，當緩肝。炙甘草、白芍、大棗、橘餅、淮小麥。

（1）炙甘草甘平和入潤劑養陰血。

（2）白芍苦平，主邪氣腹痛。

（3）大棗甘溫，治陰虛，滋腎，暖胃。

（4）橘餅味甘性溫，下氣寬中、消痰運食。

（5）小麥甘寒，養心益腎，和血健脾，除煩止渴。

（6）淮小麥甘涼，養胃氣潤澤，益心神，麥為心谷，故能入心。南麥性濕，北麥以淮產者為佳，故無壅滯生熱之慮，卻有涼心潤燥之功。

5. 培土泄木：肝氣乘脾脘腹脹痛，六君子瀝加吳茱萸、白芍、木香，即培土瀉木之法也。

木香苦辛溫，活絡開竅，治三焦之鬱氣。

6. 泄肝和胃：肝氣乘胃，脘痛嘔酸。二陳加左金丸或白蔻、金鈴子，即泄肝和胃之法也。

左金丸、黃連薑炙炒（二兩）、吳茱萸（鹽水泡一兩）治肝火燥盛，左脅作痛，吞酸吐酸。肝居於左，肺處於右，左金謂使金令得行於右而平肝也。

白蔻味辛無苦，意是專主乎金氣也。專治在肺，兼治溫胃，入手太陰肺，亦入足陽明胃經。

金鈴子味苦性寒，行經血，利小便，瀉心包之火，清膀胱之熱。

7. 泄肝：如肝氣上衝於心，熱厥心痛，宜泄肝。（金鈴、延胡、吳茱萸、川連）

延胡行血中氣滯達肝，通治婦人經。

（1）兼寒加椒桂。

（2）寒熱俱有者，仍入川連或再加白芍。

蓋苦辛酸三者為泄肝之主法也。

8. 抑肝：肝氣上衝於肺，猝得脅痛暴上氣而喘，宜抑肝。如吳茱萸汁炒桑皮、蘇梗、杏仁、橘紅之屬。

桑白皮甘寒潤陰，澀而固氣，能補虛益氣。

橘紅氣味苦，辛溫，與黃橘皮功用相同，近人多有以去白為橘紅者，不知去白，乃用其力專，帶白力緩，因白非皮也，不能以去白與否為橘紅、橘皮之分。

杏仁甘苦溫主下氣。

（二）**肝風**：肝風一症，雖多上冒巔頂，亦能旁走四肢左傳風淫末，四末即四肢也。

上冒者，陽亢居多。

旁走者，血虛為多。然內風多從火出，氣有餘，便是火。予故曰，肝氣肝風肝火三者同出異名，但為病不同，治法亦異耳。

1. 熄風和陽，即涼肝也。如肝風初起，頭目昏眩，用熄風和陽法，如羚羊、丹皮、甘菊、鉤藤、決明、白蒺藜是也。

諸藥氣味主治：

（1）羚羊苦寒，治肝熱、舒筋骨、明目去風。

（2）石決明鹹涼，除肺肝風熱。

（3）丹皮辛苦微寒，和血涼血，瀉血中伏火。

（4）甘菊甘苦微寒，清肺熱，行血，治頭風頭暈。

（5）刺蒺藜辛苦性溫，鎮肝風，瀉肺火，益氣化痰，散瘀破血清疝，瘡毒。

（6）鉤藤鉤甘苦性寒，鎮肝風，舒筋通氣。

2. 熄風潛陽：如熄風和陽不效，當以熄風潛陽。如牡蠣、生地、女貞子、元參、白芍、菊花、阿膠，即滋肝也。

諸藥氣味主治：

（1）牡蠣味鹹，清熱滋水，為肝腎血分藥。

（2）阿膠味甘性溫、清肺養肝，補陰滋腎。

（3）生地甘苦微寒，瀉血涼血。

（4）女貞子養陰益腎，補氣舒肝，通經和血。

（5）白芍瀉肝降火。

3. 培土寧風：肝風上逆中虛納少，宜滋陽明泄厥陰。

如人參、甘草、麥冬、白芍、甘菊、玉竹。即培土寧風法，亦即緩肝法也。

諸藥氣味主治：

（1）人參味甘微寒，鮮者補陰，乾者補陽。

（2）麥冬甘苦微寒，潤肺養陰。

（3）玉竹色黃，質厚多脂，氣不足，陰不足者宜之。但多服或重用則膩膈滿氣，非如二冬、生地等之流利。

4. 養肝：如肝風走於四肢，經絡牽掣，或麻者，宜養血熄風。生地、歸身、枸杞子、牛膝、天麻、製首烏、三角胡麻，即養肝也。

諸藥氣味主治：

（1）首烏甘溫，補脾益腎，固精養氣。

（2）胡麻甘平補肝腎。

（3）天麻平溫通血脈，治諸風掉眩。

（4）牛膝鹹平治血脈，舒筋骨，平肝強腎。

（5）暖土以禦寒風：如金匱近效白朮、附子湯，治風虛頭重眩，苦極不知食味，是暖土以禦寒風之法，此非治肝，實補中也。

（三）肝火：肝火熺灼，游行於三焦一身上下內外，皆能為病，難以枚舉，如目火顴赤，痙厥狂躁，淋閉瘡瘍，善飢煩渴，嘔吐不寐，上下血溢皆是。

1. 清肝：如羚羊、丹皮、黑梔、黃芩、竹葉、連翹、夏枯草。

諸藥氣味主治：

（1）黃芩苦寒瀉中焦實火。

（2）夏枯草辛苦微寒，清肝火解內熱。

（3）連翹苦微寒解熱散氣。

（4）淡竹葉甘寒，清心火，利小便，除煩止渴。

（5）黑梔苦寒解三焦鬱火，宜炒黑用善，能散熱清火。

2. 瀉肝：如龍膽瀉肝湯，瀉青丸，當歸龍薈丸之類。

（1）龍膽瀉肝湯：龍膽草（三分）、木通（五分）、澤瀉（一錢）、柴胡（一錢）、車前（五分）。生地（三分）、甘草（三分）、當歸（三分）、梔子（一錢）、黃芩（一錢）

上湯藥案：魏女患腳腫、嘔吐、寒熱、便秘，王孟英與龍膽瀉肝湯而立效。

繼有孫氏婦患此，亦以是藥獲痊。此亦肝鬱熱之症。

孟英善於調肝，故應手輒效。

（2）瀉青丸：當歸、龍膽草、川芎、防風、大黃、羌活、山梔仁等分一方，加甘草芍藥。

上為末煉蜜丸，雞頭大，每服一丸，砂糖湯下。

（3）當歸龍薈丸：當歸、龍膽草酒洗（一錢）、梔

子（一兩）、黃連（一兩）、黃柏（一兩）、黃芩（一兩）、大黃（五分）、青黛水飛（五分）、蘆薈（五分）、木香（二錢半）、麝香（五分），炒神麴糊丸，薑開水下，每服 20 丸。

前證醫案：諸芹香女校書患泛愆寒熱，醫以為損輒投溫補劑馴至腹脹不飢，帶淋，便秘，溲澀而痛。

王孟英診脈弦動而數，乃熱伏厥陰誤治而肺亦壅塞也。與清肅開上之劑，充當歸龍薈丸兩服，寒熱不作而知飢，旬日諸恙悉安。

單小園巡檢患左脅痛，醫與溫運熱藥，病益甚，至於音喑不能出聲，仰臥不能反側，坐起則氣逆如奔，便溺不行，湯飲不進者已三日矣。

孟英診其脈沉而弦，與旋覆、赭石、薤白、蔞仁、連、夏、茹、貝、枳實、紫菀加雪羹，服之一劑知數劑癒。

上虞陳茂才患頭痛三日一發，發之則惡寒，多藥不效，飲食漸減，或擬大劑薑附，或議須投金石，葛仲信囑其質，於孟英察脈甚弦，重按則滑曰熱暑伏厥陰也。溫補皆為戈戟。

與左金加棟芍、梔、桑、羚、丹、菊、橘為劑煎，吞當歸龍薈丸，三日而減，旬日即痊。

3. 清金制木：肝火上炎清之不已，當制肝乃清金以制木火之亢逆也。如沙參、麥冬、石斛、枇杷葉、天冬、玉竹、石決明、枇杷核直走厥陰，肝實可疏，故治肝有餘，諸證能去徵垢，故能化痰。

4. 瀉子：如肝火實者兼瀉，如甘草、黃連乃實則瀉其子也。

5. 補母：如水虧而肝火盛，清之不已，當益腎水，乃虛則補母之法。如六味丸、大補陰丸之類亦乙癸同源之義也。

6. 化肝：景岳治鬱怒傷肝氣逆動火煩熱，脅痛脹滿動血等症，用青皮、陳皮、丹皮、山梔、芍藥、澤瀉、貝母，方名化肝煎，是清化肝經之鬱火也。

化肝煎醫案：

（1）胃脘當心而痛，脈形弦數，舌絳苔黃，口乾苦，小便赤，一派大熱之象。從少腹上衝於心，豈非上升之氣，自肝而出，中挾相火乎。

化肝煎：此煎即白芍、青皮、梔子、澤瀉、丹皮、陳皮、貝母。

（2）脘痛下及於臍旁及於脅，口乾心悸，便黑溺黃，脈弦而數，此鬱氣化火也。

化肝煎合雪羹：原注此景岳化肝煎也，必肝有實火者可用。口乾、脈數、溺黃是其的證也。

（3）肝脈佈於兩脅，抵於少腹，同時作痛，肝病無疑。肝旺必乘脾土，土中之痰濁濕熱從而和之為患，勢所必然。

逍遙散：芍、歸、朮、草、柴、苓、丹、梔、荷，合化肝煎。

按此治肝氣脅痛誠然合劑案所云濕熱痰濁，雖能兼顧，嫌未著力。

（4）氣結於左，自下而盤之於上，脹而且痛，發則無形，解則無跡，甚則脈形弦數，口舌乾燥，更屬氣有餘，便是火之見證，急需化肝。

隱癖居於脅下，肝經病也。

化肝煎：按此亦初起之病，想由肝鬱而起，故專從泄肝立法，但恐藥輕不能奏效耳。此證肝火為重。

7. 溫肝：肝有寒，嘔酸上氣，宜溫肝。如肉桂、吳茱萸、蜀椒。如兼中虛胃寒，加人參、乾薑，即大建中湯法也。

吳茱萸辛溫主溫中下氣，逐血痺。

8. 補肝：如炙首烏、菟絲子、枸杞子、棗仁、吳茱萸肉、脂麻、沙苑蒺藜。

沙苑蒺藜苦辛溫，主補腎強陰，虛勞腰痛，蓋以多脂而質重沉，故補下元。

9. 鎮肝：如石決明、牡蠣、龍齒、龍骨、金箔、青鉛、代赭石、磁石之類。

10. 斂旺：如烏梅、白芍、木瓜。此三藥無論肝氣、肝風、肝火，相其機宜，皆可用之。

11. 平肝：如金鈴、蒺藜、鉤藤、橘葉。

12. 散肝：木鬱則達之，逍遙散是也。肝欲散，急食辛以散之，即散肝是也。

13. 搜肝：外此有搜風之法。凡此必先有內風而後有外風，亦有外風引動內風者，故肝風門中，每多夾雜，則搜風之藥亦當引用也。

如天麻、羌活、獨活、薄荷、蔓荊子、防風、荊芥、

殭蠶、蟬蛻、白附子。

14. 補肝經：地黃、白芍、烏梅。

（1）補肝陽：肉桂、川椒、蓯蓉。

（2）補肝血：當歸、川斷、牛膝、川芎。

（3）補肝氣：天麻、白朮、菊花、生薑、細辛、杜仲、羊肝。

（四）肝病證候

1. 肝病之外證：

（1）善潔：肝與膽合，膽為清潔之府，故善潔。

（2）面青善怒：肝在色為蒼，在志為怒。

2. 肝病之內證：

（1）臍左有動氣，按之牢若痛。肝生於臍左，肝左之位也。動氣，真氣不能藏而發現於外也。牢者氣結而堅痛者，氣鬱而滯也。

（2）病曰肢滿：滿閉塞外證也，蓋肢節皆屬於肝，左氏傳云風淫末病。

（3）閉淋溲便難：雖厥陰循陰股結於陰器，故病見於溲便也。

（4）肝實：多懊多怒，小腹兩脅疼痛，諸風掉眩，疝病耳聾。

（5）肝虛：目惶惶無所見，善恐，陰縮拘攣，肝虛膽怯，故不時而有如人將捕之驚也。

（6）肝中寒者，兩臂不舉，舌本燥，善太息，胸中痛不得轉側，食而吐而汗出也。

肝氣有餘之現象：

（1）目赤。

（2）兩脅下痛引小腹。

（3）善怒。

（4）氣逆則頭眩。

（5）耳聾不聰。

（6）頰腫。

以上皆肝氣之客也。則宜瀉之。

肝血不足之現象：

（1）兩目不明。

（2）兩脅拘急，不得太急。

（3）爪甲枯。

（4）面青。

（5）善悲恐，如人將捕之。

以上皆肝氣之虛也。則宜補之。

三、**脾部**：脾土藏，主飲食，主藏意，主周身肌肉，主思，主噫，開竅於口。

（一）脾病之內外證：

1. 脾病之外證：

（1）面黃：脾在色為黃。

（2）善噫：噫即噯氣，寒氣容於胃，厥逆從下上散，復出於胃，故為噫，脾與胃和，故病同也。

（3）善思：在志為思。

（4）善味：脾在竅為口故主味。

2. 脾病之內證：

（1）當臍有動氣，按之牢苦痛，當臍脾位爾中也。

（2）病腹脹滿：腹為陰，陰中之至陰，脾也。故病在腹。

（3）食不消：脾主磨食。

（4）體重：脾主肌肉。

（5）節痛：陽明主束骨而利機關，脾與胃和故亦主節。

（6）怠惰嗜臥：勞倦亦屬脾也。

（7）四肢不收：脾主四肢。

（8）脾實：痞滿腹脹，氣閉身重。

（9）脾虛：四肢不為我用，飲食不為膚肌。

總論：有是者，脾也，無是者，非也。

脾氣有餘之症狀：

（1）腹脹。

（2）溲不利。

（3）身重。

（4）苦飢。

（5）足萎不收。

（6）行萎瘈。

（7）腳下痛。

以上為脾氣之實，則宜瀉之。

脾氣不足之症狀：

（1）四餐不用。

（2）後泄。

（3）食不化。

（4）嘔逆。

（5）腹脹腸鳴。

以上為脾氣之虛，則宜補之。

四、肺部：肺金藏，主行氣，主藏魄，主周身皮毛，主悲，主咳，開竅於鼻。

（一）肺病證候：

1. 肺病之外證：

（1）面白。肺在色為白。

（2）善嚏：陽氣和利。滿於心，出於鼻，故嚏。肺氣通於鼻，故善嚏也。

（3）悲愁不樂，欲哭，肺在志為憂，在聲為哭。

2. 肺病之內證：

（1）臍右有動氣，按之牢若痛。肺藏於右，臍右，肺之位也。

（2）其病喘咳，肺主氣，氣逆則喘咳。

（3）灑淅塞熱，肺主皮毛。

（4）肺實，喘咳多痰，胸滿氣逆。

（5）肺虛則氣少息微，皮毛枯澀少澤。

總論：有是者肺也，無是者非也。

肺氣有餘之症狀：

（1）喘咳上氣。

（2）肩背痛。

（3）汗出。

（4）尻陰股膝踹脛足皆痛。

以上為肺氣之實，則宜瀉之。

肺氣不足之症狀：

（1）少氣不足以息。

（2）耳聾溢乾。

以上為肺氣之虛，則宜補之。

五、腎部：腎水藏，主生氣，主藏志，主周身精髓，主恐，主欠，開竅於耳。

（一）腎病證候

1.腎病之外證：

（1）面黑：腎在色為黑。

（2）善恐：在志為恐。

（3）欠：陰氣積於下，陽氣未盡，陽引而上，陰引而下，陰陽相引，故數欠。又云腎主為欠。

2.腎病之內證：

（1）臍下有動氣，按之牢若痛，腎居最下，臍下，腎之位也。

（2）其病逆氣，下氣不藏則逆上。

（3）小腹急痛，腎治於下，故病在小腹。

（4）泄如下重，滑氏云如讀為而腎主二陰，陰下重，氣下墜不收也。

（5）足脛寒而逆：足少陰，腎之脈，循內踝之後，則入踝中以上踹內，故病如此。

（6）腎實：氣壅竅閉，二便痛澀。

（7）腎虛：虛則二便不禁，夜多夢泄遺精。

總論：有是者腎也，無是者非也。

腎氣有餘之症狀：

（1）腹脹飱泄。

（2）體腫。

（3）喘咳汗出。

（4）憎風。

（5）面目黑。

（6）小便黃。

以上為腎氣之實，則宜瀉之。

腎氣不足之現狀：

（1）厥。

（2）腰背冷。

（3）胸內痛。

（4）耳鳴苦聾。

以上為腎氣之虛，則宜補之。

六、五臟之外部：

（一）包絡：即心外衣為陰血布化之源。

（二）命門：即腎中係為真陽生氣之根。

● 第二節　六　腑

一、小腸

小腸者心之腑，屬火，主化食為液，上奉心血。

二、膽

膽者藏之腑，屬木，主升清降濁、疏到中土。

三、胃

胃者脾之腑，屬土，主納受水穀化氣化血。

四、大腸

大腸者肺之腑，屬金，主傳送糟粕，消利滯氣。

五、膀胱

膀胱者腎之腑，屬水，主氣衛皮毛，通達小便。

六、三焦

三焦者胞絡命門兼屬水火，主行水化氣，通陰達陽。

● 第三節　經　氣

手足太陽小腸膀胱經司火化寒水之氣，手從足化統稱寒水經行身之後。

足手陽明胃大腸經司燥土燥金之氣，足從手化統稱燥金經行身之前。

足手少陽膽三焦經司木火相火之氣，足從手化統稱相火經行身之側。

足手太陰脾肺經可濕土清金之氣，手從之化統稱濕土分佈於大腹。

足手少陰腎心經司水陰君火之氣，足從手化統稱君火，分佈於小腹。

足手厥陰肝包絡經司風木相火之氣，手從足化，統稱風木，分佈於肋脅。

按十二經之部位，手之三陰，從臟走手，手之三陽，從手走頭，足之三陽，從頭走足，足之三陰，從足走腹。

又有督脈起於會陰循背而行身之後，所以督率諸陽，任脈起於會陰，循腹而行身之前，所以擔任諸陰衝脈亦起於會陰夾臍而上散胸中，當諸氣之衝要一源而三岐統謂之奇。

第四章
實驗辨證大法

● 第一節　各官之所主

一、心者君主之官神明出焉。

二、肺者相傳之官治節出也。

三、膽者中正之官決斷出也。

四、膻中者使臣之官喜樂出也。

五、肝者將軍之官謀慮出也。

六、脾胃者倉廩之官五味出也。

七、大腸者傳道之官變化出也。

八、小腸者受盛之官化物出也。

九、腎者作強之官伎巧出也。

十、膀胱者州都之官津液出也。氣化則能出矣。

十一、命門者精神之所舍也。男子以藏精，女子以系胞。

● 第二節　三陽三陰

一、三陽者，太陽陽明少陽也。

二、三陰者，太陰少陰厥陰也。

三、陽明者，兩陽合明也，兩陽合明曰明。

四、厥陰者，兩陰交盡也。兩陰交盡曰幽。

● 第三節　手三陰

一、手太陰肺經也：本臟經絡起中府穴，終少商穴傳手陽明大腸經。

二、手少陰心經也：起極泉穴終少衝穴，傳手太陽小腸經。

三、手厥陰心胞絡也：起天池穴終中衝穴，傳手太陽三焦。

● 第四節　足三陰

一、足少陰腎經也：起湧泉穴終俞府穴，傳手厥陰心包絡經。

二、足太陰脾經也：起隱白穴終天包穴，傳手少陰心經。

三、足厥陰肝經也：起太敦穴終期門穴，復傳手太陰肺經。

● 第五節　手三陽

一、手太陽小腸經也：起少澤穴終聽宮穴，注足太陽膀胱經。

二、手少陽三焦經也：起開衝穴終耳門穴，出足少陽膽經。

三、手陽明大腸經也：起商陽穴終迎香穴，傳足陽明胃經。

● 第六節　足三陽

一、足太陽膀胱經也：起睛明穴終至陰穴，注足少陰腎經。

二、足少陽膽經也：起瞳子髎穴終竅陰穴，傳足厥陰肝經。

三、足陽明胃經也：起頭維穴終屬兌穴，傳足太陰脾經。

● 第七節　五竅之所開

一、肺開竅於鼻也。

二、心開竅於舌也。

三、脾開竅於口也。

四、肝開竅於目也。

五、腎開竅於耳也。

● 第八節　禀氣

一、髮者屬心，禀大氣也。

二、鬚者屬腎，禀水氣也。

三、眉者屬肝，禀木氣也。

四、毛者屬肺，禀金氣也。

● 第九節　五官之所屬

一、目者屬肝目，和則知黑白也。

二、鼻者屬肺鼻，和則知香臭也。

三、口者屬脾口，和則知穀味也。

四、舌者屬心舌，和則知五味也。

五、耳者屬腎耳，和則知五音也。

● 第十節　五味

五味者，辛甘苦酸鹹也。

一、多食辛則筋急而爪枯也。

二、多食甘則骨痛而髮落也。

三、多食苦則皮槁而髮拔也。

四、多食酸則肉胝膶而唇揭也。

五、多食鹹則脈凝注而變色也。

● 第十一節　五虛五實

一、五虛者，脈細皮寒氣少泄利前後飲食不入是也。漿粥入胃泄瀉止則生。

二、五實者，脈盛皮熱腹脹前後不通悶瞀是也。瀉之大小通利而得汗者生。

● 第十二節　五勝五惡

一、五勝

急勝則動，熱勝則腫，燥勝則乾，寒勝則浮，濕勝則濡泄也。

二、五惡

心惡熱，肺惡寒，肝惡風，脾惡濕，腎惡燥也。

● 第十三節　五勞

一、久視傷血勞於心也。

二、久臥傷氣勞於肺也。

三、久坐傷肉勞於脾也。

四、久立傷骨勞於腎也。

五、久行傷筋勞於肝也。

● 第十四節　五極

一、盡力謀慮勞傷乎肝應筋極也。

二、曲運神機勞傷乎脾應肉極也。

三、意外過思勞傷乎心應脈極也。

四、預事而憂勞傷乎肺應氣極也。

五、矜持志節勞傷乎腎應骨極也。

此五勞應乎五極者也。

五極之例外：精極，五臟六腑之氣衰形體皆極，眼視不明，齒焦髮落，體重耳聾，行履不正，邪氣逆於六腑，厥於五臟，故成精極。

● 第十五節　五損

一、一損損於皮毛，皮聚而毛落也。

二、二損損於血脈，血脈虛少不能榮於臟腑也。

三、三損損於肌肉，肌肉消瘦，飲食不能為肌膚也。

四、四損損於筋，筋緩不能自收持也。

五、五損損於骨，骨痿不能起於床也。

從上下者骨痿不能起於床者死，從下上者皮聚而毛落者死。

● 第十六節　五損五益

一、肺主皮毛，損其肺者益其氣也。

二、心主血脈，損其心者調其榮衛也。

三、脾主肌肉，損其脾者調其飲食適其寒溫也。

四、肝主筋，損其筋者緩其中也。

五、腎主骨，損其骨者益其精也。

● 第十七節　五傷

一、憂愁思慮，則傷心也。

二、形寒飲冷，則傷肺也。

三、恚怒氣逆，則傷肝也。

四、飲食勞倦，同傷脾也。

五、坐濕入水，則傷腎也。

● 第十八節　五鬱

所謂五鬱者，泄折建發奪也。

一、木鬱達之謂吐之令其條達也，但氣上衝胸者起則眩暈吐之過也。

二、火鬱發之謂汗之令其疏散也：但肉瞤筋惕足蜷惡寒者汗之過也。

三、土鬱奪之謂下之令無壅滯也：但心下逆滿者下之過也。

四、金鬱泄之謂滲泄解表利小便也。

五、水鬱折之謂抑之制其沖逆也。

● 第十九節　諸泄

五泄者，脾泄、胃泄、大腸泄、小腸泄、大瘕泄也，又有飧泄、腎泄、洞泄、濡鶩溏泄之類。

一、脾泄：腹脹嘔逆也。

二、胃泄：飲食不化也。

三、大腸泄：食已窘迫也。

四、小腸泄：泄便膿血也。

五、大瘕泄：裡急後重也。

六、鶩溏泄：大腸有寒也。

七、腸垢：大腸有熱也。

八、飧泄：食不化脾病也。

● 第二十節　五積

五積者五臟之所生也。

一、肝積：在左脅肥氣也。

二、肺積：在右脅息奔也。

三、心積：在臍上伏梁也。

四、腎積：在臍下奔豚也。

五、脾積：居中痞氣也。

● 第二十一節　五痺

五痺者，皮痺、脈痺、肌痺、骨痺、筋痺也，又有痛

痹、著痹、行痹、周痹。

一、痛痹：筋骨掣痛也。

二、著痹：著而不行也。

三、行痹：走痛不定也。

四、周痹：周身疼痛也。

痹病醫案：

林羲桐治其族婦右臂痛，於不能舉，此為肢痹，用舒筋湯。片薑黃、當歸、羌活、炙甘草、薑渣、海桐皮、寒桂枝，四五服為瘳。凡筋得寒則急，得熱則縱，寒短為拘，弛長為痿。風寒濕三氣雜至，合而成痹。

風勝為行痹，寒勝為痛痹，濕勝為著痹，宜宣風逐寒燥濕兼通絡。如臂痛服舒筋湯，必腋下漐漐汗出，則邪不滯於筋節，而拘急舒矣。

如氣虛加參、耆，血虛加芍、地，肩背加羌活、枸杞、鹿、膠，腰背加杜仲、獨活、沙苑子，臂指加薑黃、桂枝，骨節加油松節虎膝，下部加牛膝、薏苡仁、五加皮、虎脛骨。經絡加桑寄生、威靈仙、鉤藤。久而不痊必有濕痰敗血壅滯經絡，加桂心、膽南星、川烏、地龍、紅花、桃仁以搜逐之。

● 第二十二節　五疸

五疸者，黃汗、黃疸、灑疸、穀疸、女勞疸也。

● 第二十三節　五飲

五飲者支飲、留飲、痰飲、溢飲、氣飲也。

一留飲心下，二澼飲脅下，三痰飲胃中，四溢飲膈上，五流飲腸間。

此五飲酒後傷寒飲冷過多，故有此疾。

錄海藏五飲湯：

旋覆花、人參、陳皮、枳實、白朮、茯苓、厚朴、半夏、澤瀉、豬苓、前胡、桂心、芍藥、甘草。

上等分為每兩分四服水二盞生薑十片同煎至七分，取清溫飲無時忌食肉生冷滋味等物，因酒有飲加葛根花、縮砂仁。

● 第二十四節　五噎

五噎者，憂思勞食氣也。

● 第二十五節　五膈

五膈者，憂恚寒熱氣也。

● 第二十六節　五輪

五輪者，風血肉氣水也。

● 第二十七節　五癭

五癭者，肉癭、筋癭、血癭、氣癭、石癭也。

● 第二十八節　五臟六腑

一、五臟者，心、肝、脾、肺、腎也。

二、六腑者，膽、胃、大腸、小腸、膀胱、三焦也。

● 第二十九節　六脫

六脫者，脫氣、脫血、脫津、脫液、脫精、脫神也。

● 第三十節　七極

所謂七極者，即亢則害，承乃制也，有如下列：

一、寒極，則生熱也。

二、熱極，則生寒也。

三、木極，而似金也。

四、火極，而似水也。

五、土極，而似木也。

六、金極，而似火也。

七、水極，而似土也。

● 第三十一節　五痔

五痔者，牝牡血脈腸痔也。

● 第三十二節　五淋

五淋者，氣砂血膏勞也。

● 第三十三節　三消

三消者，多屬血虛也。

一、上消：肺也。

二、中消：胃也。

三、下消：腎也。

● 第三十四節　七疝

七疝者，寒水筋血氣狐癩也。

● 第三十五節　六瘤

六瘤者，骨瘤、脂瘤、肉瘤、膿瘤、血瘤、石瘤也。

● 第三十六節　六聚

六聚者，六腑所成也。

● 第三十七節　八廓

八廓者，天地水火風雲山澤也。

● 第三十八節　九氣

九氣者，喜怒憂思悲恐驚勞寒暑。

● 第三十九節　九種心痛

九種心痛者，飲食風冷熱悸蟲疰去來痛也。

● 第四十節　得血之所能

一、目得血而能視也。

二、耳得血而能聽也。

三、手得血而能攝也。

四、掌得血而能握也。

五、足得血而能步也。

六、臟得血而能液也。

七、腑得血而能氣也。

● 第四十一節　寒熱表裡及惡風

一、表熱：表熱者，翕然而熱也。

二、裡熱：裡熱者，蒸蒸而熱也。

三、表邪：項背強者，太陽表邪也。

四、發熱惡寒，此發於陽也。

五、無熱惡寒，此發於陰也。

六、寒熱往來，此陰陽相勝也。

七、煩熱，此熱邪傳裡也。

八、惡風，謂見風則怯也。

● 第四十二節　肉病

一、四肢不收者，脾病也。

二、肉痿者，肌肉不仁也。

三、肉蠕動者，脾熱也。

● 第四十三節　三因

一、外因：六淫之邪也。

二、內因：七情之氣也。

三、不內外因：飲食勞倦跌撲也。

按明內外不內外因表裡之虛實也。

● 第四十四節　移寒各病

一、腎移寒於肝．則癰腫少氣也。

二、脾移寒於肝，則癰腫筋攣也。

三、肝移寒於心則狂膈中也。

四、心移寒於肺則肺消，肺消者飲一溲二也，死不治。

五、肺移寒於腎為湧水，湧水者按腹不堅，水氣客於大腸，疾行則鳴，濯濯如囊裡漿水病也。

● 第四十五節　移熱各病

一、脾移熱於肝，則為驚衄也。

二、肝移熱於心，則死也。

三、心移熱於肺，傳為隔消也。

四、肺移熱於腎，傳為柔痓也。

五、腎移熱於脾，傳為虛腸澼死不可治也。

六、胞移熱於膀胱，則癃溺血也。

七、膀胱移熱於小腸膈腸不便，上為口糜也。

八、小腸移熱於大腸，為虙瘕為沉也。

九、大腸移熱於胃，善食而瘦，謂之食㑊。

十、胃移熱於膽，亦曰食㑊。

十一、膽移熱於腦，則辛頞鼻淵。鼻淵者濁涕下不止也。

● 第四十六節　氣味之升降

一、升：酒者氣厚上升陽也。

二、降：肉者味厚下降陰也。

● 第四十七節　氣味之厚薄

一、味之薄者：為陰中之陽，味薄則通，酸苦平鹹是也。

二、味之厚者：為陰中之陰，味厚則泄，酸苦鹹寒是也。

三、氣之薄者：為陽中之陰，氣薄則發泄，辛甘淡平寒涼是也。

四、氣之厚者：為陽中之陽，氣厚則發熱，辛甘溫熱是也。

五、輕清成像：味薄茶之類，本乎天者，親上也。各從其類。

六、重濁成形：味厚大黃之類，本乎地者，親下也。各從其類。

七、氣味辛甘發散：為陽也。

八、氣味酸苦湧泄：為陰也。

九、清陽發腠理清之清者也。清肺以助滅真。

十、清陽實四肢清之濁者也。榮華腠理。

十一、濁陰歸六腑，濁之濁者也。堅強筋骨。

十二、濁陰走五臟，濁之清者也，榮養於神。

● 第四十八節　七方

七方者，大小緩急，奇偶復也。

一、大者：君一臣三佐九制之大也。遠而奇偶制大其服也，大則數少，少則二之腎肝位遠，服湯散不厭頻而多。

二、小者：君一臣二制之小也。近而奇偶制小其服也。小則數多，多則九之心肺位近不厭頻而少。

三、緩者：補上治上制以緩緩則氣味薄也。治主以緩，緩則治其本。

四、急者：補下治下制以急，急則氣味厚也。治容以急，急則治其標。

五、奇者：君一臣二奇之制也，君二臣三奇之制也。陽數奇。

六、偶者：君二臣四偶之制也，君二臣六偶之制也。陰數偶。

七、復者：復者奇之不去，則偶之是為重六也。

● 第四十九節　十　劑

十劑者宣通補瀉輕重滑澀燥濕寒熱也。

一、宣：宣可以去壅，薑橘之屬是也。

二、通：通可以去滯，木通、防己之屬是也。

三、補：補可以去弱，人參、羊肉之屬是也。

四、瀉：瀉可以去閉，葶藶、大黃之屬是也。

五、輕：輕可以去實，麻黃、葛根之屬是也。

六、重：重可以去怯，磁石、鐵漿之屬是也。

七、滑：滑可以去著，冬葵子、榆白皮之屬是也。

八、澀：澀可以去脫，牡蠣、龍骨之屬是也。

九、燥：燥可以去濕，桑白皮、赤小豆之屬是也。

十、濕：濕可以去枯，白石英、紫石英之屬是也。

十一、寒：寒可以去熱，大黃、朴硝之屬是也。

十二、熱：熱可以去寒，附子、肉桂之屬是也。

● 第五十節　屈伸緩急搐搦之病

一、屈伸

（一）手屈而不伸者，病在筋也。

（二）手伸而不屈者，病在骨也。

二、緩急

（一）瘈者，筋脈急而縮也。

（二）瘲者，筋脈緩而伸也。

三、搐搦

搐搦者，手足牽引，一伸一縮也。

（一）舌吐不收者，陽強也。

（二）舌縮不能言者，陰強也。

● 第五十一節　四季所傷

一、春傷於風，夏必飧泄也。

二、夏傷於暑，秋必痎瘧也。

三、秋傷於濕，冬必咳嗽也。

四、冬傷於寒，春必溫病也。

● 第五十二節　晝夜觀病輕重要訣

一、百病晝則增劇，夜則安靜。是陽病有餘，乃氣病而血不病也。

二、夜則增劇，晝則安靜。是陰病有餘，乃血病，而氣不病也。

三、晝則發熱，夜則安靜，是陽氣自旺於陽分也。

四、晝則安靜，夜則發熱煩躁，是陽氣下陷入陰中也。名曰熱入血室也。

五、晝則發熱煩躁，夜亦發熱煩躁，是重陽無陰也。當亟瀉其陽峻補其陰。

六、夜則惡寒，晝則安靜，是陰血自旺於陰分也。

七、夜則安靜，晝則惡寒，是陰氣上溢於陽中也。

八、夜則惡寒，晝亦惡寒，是重陰無陽當亟瀉其陰峻補其陽也。

九、晝則惡寒，夜則煩躁，飲食不入，名曰陰陽交錯者死也。

● 第五十三節　火與水病

一、火多水少：為陽實陽虛，其病為熱也。

二、水多火少：為陰實陽虛，其病為寒也。

● 第五十四節　肺腎之觀察

一、白者：肺氣虛也。

二、黑者：腎氣足也。

第五十五節　下奪因越與下收法

一、下奪：在裡者下而奪之也。

二、因越：在高者因而越之也。謂可吐也。

三、下收：慓悍者下而收之也。

第五十六節　健步與任重

一、人能健步，以髓會絕骨也。

二、肩能任重，以骨會大利也。

第五十七節　厥證

一、煎厥者，氣熱煩勞也。

二、薄厥者，氣逆太甚也。

第五十八節　寐寤

一、少壯寐而不寤者，此血有餘氣不足也。

二、老人寤而不寐者，此氣有餘血不足也。

第五十九節　不寐

一、胃不和：用秫米半夏湯：秫米一升半、半夏長流水以木杓揚數遍，以葦薪炊之。飲水二杯，覆被取汗。

內經不溝心唯講和胃而通陰陽故用半夏。豬膽汁、半夏、茯苓、陳皮、秫米，炒甘草。

法用半夏、秫米者，以藥不能直入蹻絡故假道以達也。半夏辛溫入胃經氣分，秫米乃北方之膏梁也。胃酸入

肝經血分。

千里流水揚之萬遍者，取其清輕不助陰邪也。炊以葦薪武火徐煎合升降之意升以半夏入陽分，通胃泄陽降以秫米入陰分通營補陰，陰通則臥立，立汗自出，故曰汗出則已矣。

全案見王九峰七十六

二、心神妄動而神不安。

三、神魂不寧而不寐：心藏神，肝藏魂，一藏之大妄動，心神不寧而不寐，非營氣不足也。

四、凝滯壅滯不寐：凝滯血藥，胃中壅滯，反致不寐，內經所謂決瀆壅塞，經絡壅塞，陰陽和也。

五、屬痰火：不寐之證，多屬痰火。

六、解鬱清痰解火：為治不寐要法。

【附錄】徐東皋語如下：

一、痰火擾亂，心神不寧，思慮過傷，火熾痰鬱，而致不眠者多矣。

二、腎水不足，真陰不升，心陽獨亢，亦不得眠。

三、火鬱不得疏散，每至五更，隨氣上升而發躁，便不成寐，此宜用解鬱清痰降火之法也。葉天士云解鬱清痰降火。治不寐為要法。

● 第六十節　貧富之觀察

一、前貧後富，喜傷心也。

二、前富後貧，多鬱火也。

● 第六十一節　久病與新病

一、老衰久病者，補虛為先也。

二、少壯新病者，攻邪為主也。

● 第六十二節　戒飲食調脾胃

一、節戒飲食者，卻病之良方也。

二、調理脾胃者，醫中之王道也。

● 第六十三節　開鬼門與潔淨腑

一、開鬼門：謂發其汗也。張隱庵治一水腫者，時夏月，用蘇葉、防風、杏仁三味各等分令煎湯溫服，覆取微汗，而水即利。見《清名醫類案》。

二、潔淨腑：謂利小便也。

● 第六十四節　五臟與六腑不和

一、五臟不和則九竅不通也。

二、六腑不和則流結為癰也。

● 第六十五節　氣病與血病

一、氣留而不行者，為氣先病也。

二、血壅而不濡者，為血後病也。

● 第六十六節　重陽與重陰

一、重陽：重陽者，狂氣並於陽也。

二、重陰：重陰者，癲血並於陰也。

● 第六十七節　脫陽與脫陰

一、脫陽：脫陽者，見鬼氣不守也。

二、脫陰：脫陰者，目盲血不榮也。

● 第六十八節　應法之家

一、外感：法張仲景。

二、內傷：法李東垣。

三、熱病：用劉河間。

四、雜病：用朱丹溪。

● 第六十九節　風病各候

風者，百病之長也，有如下列：

一、風痱：風痱者，謂四肢不收也。

二、偏枯：偏枯者，謂半身不遂也。

三、風懿：風懿者，謂奄忽不知人也。

四、風痹：風痹者，謂諸痹類風狀也。

五、癱：癱者坦也，筋脈弛縱坦然而不舉也。

六、瘓：瘓者渙也，血氣散滿渙而不用也。

● 第七十節　六經見證

一、太陽：太陽則頭痛身熱背強也。寒者天地殺厲之氣也。

二、陽明：陽明則目痛鼻乾不眠也。

（一）傷寒者，身熱無汗，惡寒也。

（二）傷風者，身熱有汗，惡風也。

三、少陽：少陽則耳聾，脅痛，寒熱嘔而口苦也。

四、太陰：太陰則腹滿自利尺寸沉而津不到咽也。

五、少陰：少陰則舌乾而口燥也。

六、厥陰：厥陰則煩滿而囊拳也。

● 第七十一節　外治六法

一、臟寒虛脫者：治以灸柄法也。

二、脈病攣痺者：治以針刺也。

三、血實蓄結腫熱者：治以砭石也。

四、氣滯瘻厥寒熱者：治以導引也。

五、經絡不通病生於不仁者：治以醪醴也。

六、血氣凝注病生筋脈者：治以熨藥也。

● 第七十二節　四診

一、望而知之者謂之神，望其五色以知其病也。

二、聞而知之者謂之聖，聞其五音以識其病也。

三、問而知之者謂之功，問其所欲五味以審其病也。

四、切而知之者謂之巧，切其脈以察其病也。

● 第七十三節　憊壞脫各證之觀察

一、頭者精神之腑，頭傾視深，精神將脫也。

二、背者胸中之腑，背屈肩垂，腑將壞也。

三、腰者腎之腑，轉搖不動，腎將憊也。

四、骨者髓之腑，不能久立，則振掉，骨將憊也。

五、膝者筋之府，屈伸不能行，則僂俯筋將憊也。

● 第七十四節　諸病所屬

一、諸風掉眩者，皆屬於肝也。

二、諸寒收引者，皆屬於腎也。

三、諸濕腫滿者，皆屬於脾也。

四、諸痿喘嘔者，皆屬於胃也。

（一）濕痿：內腫而潤，筋脈弛縱，痿而無力，其病在濕，當以利濕，袪風燥濕。

（二）乾痿：內削肌枯，筋脈拘縮，痿而無力，其病在乾，當養血潤燥舒筋。

治痿諸法唯乾濕二字足矣，看痿之乾濕在肉之削與不削，肌膚之枯潤一目了然。全案參《余聽鴻醫話》項。

五、諸痛癢瘡者皆屬於心也。

六、諸熱瞀瘛皆屬於火，手少陽三焦經也（瞀昏也，瘛跳動也）

七、諸禁鼓慄如喪神守，皆屬於火，手少陰心經也。禁冷也。

八、諸逆衝上皆屬於火，手厥陰心胞絡經也。

九、諸痙強直皆屬於濕，足太陽膀胱經也。

十、諸腹脹大皆屬於熱，足太陰脾經也。

十一、諸躁狂越皆屬於火，足陽明胃經也。

十二、諸暴強直皆屬於風，足厥陰肝經也。

十三、諸病有聲鼓之如鼓，皆屬於熱，手太陰肺經也。

十四、諸病胕腫疼酸驚駭皆屬於火，手陽明大腸經也。胕腫足背腫也。

十五、諸轉反戾水液渾濁皆屬於熱，手太陽小腸經也。

十六、諸病水液澄澈清冷皆屬於寒，足少陰腎經也。

十七、諸嘔吐酸暴注下迫皆屬於熱，足少陽膽經也。暴注卒然瀉也，下泊裡急後重也。

● 第七十五節　營衛經絡

一、營：營者水穀之精氣也。

二、衛：衛者水穀之悍氣也。

三、經：直行者謂之經也。

四、絡：旁行者謂之絡也。

● 第七十六節　魂魄

一、魂：魂者神明之輔弼也。

二、魄：魄者積氣之匡佐也。

● 第七十七節　咽喉

一、咽：咽者咽物通水穀，接三脘，以通胃也。

二、喉：喉者，候氣有九節，通五臟以系肺也。

● 第七十八節　聞聲以辨肺腎脾胃之氣

一、呵欠者，胃也。

二、善嚏者，肺氣也。

三、聲音者，根出於腎也。

四、善噫者，脾氣也。

● 第七十九節　血筋氣之所餘

一、血：髮者，血之餘也。

二、筋：爪者，筋之餘也。

三、氣：神者，氣之餘也。

● 第八十節　五行與生剋

一、五行：五行者，金木水火土也。

二、相生：相生者，謂金生水，水生木，木生火，火生土，土生金，是也。

三、相剋：相剋者，謂金剋木，木剋土，土剋水，水剋火，火剋金，是也。

相生者吉也，相剋者凶也。

● 第八十一節　瀉吐

一、瀉：男子不可久瀉也。

二、吐：女子不可久吐也。

● 第八十二節　汗下與寒熱

一、汗：汗多亡陽。

二、下：下多亡陰。

三、寒：諸陰為寒。

四、熱：諸陽為熱。

頭者，諸陽之會也。

第五章
切脈大要

● 第一節　脈之三部

脈者天真委和之氣也，五部列之於下：

一、寸。

二、關。

三、尺。

● 第二節　三部九候

九候者，浮中沉也，三部九候何謂列之如下：

每部中各有浮中沉三候也。

一、三候：三而三之為九候也。

二、浮：浮者主皮膚，候表及腑也。

三、中：中者主肌肉，以候胃氣也。

四、沉：沉者主筋骨，候裡及臟也。

● 第三節　寸關尺之所主

一、寸

寸為陽為上部，法天，為心肺以應上焦，主心胸以上至頭之有疾也。

二、關

關為陰陽之中，為中部法人，為肝脾以應中焦，主膈

以下至臍之有疾也。

三、尺

尺為陰為下部，法地，為腎命以應下焦，主臍以下至足之有疾也。

● 第四節　六脈之所出

一、左手寸口：心與小腸之脈所出，君火也。

二、左手關部：肝與膽之脈所出，風木也。

三、左手尺部：腎與膀胱之脈所出，寒水也。

四、右手寸口：肺與大腸之脈所出，燥金也。

五、右手關部：脾與胃之脈所出，濕土也。

六、右手尺部命門：與三焦之脈所出，相火也。

● 第五節　四時之脈

四時之脈者，弦鉤毛石也列下

一、春脈眩者肝東方木也。

二、夏脈鉤者心南方火也。

三、秋脈毛者肺西方金也。

四、冬脈實者腎北方水也。

五、四季脈遲緩者中央土也。

六、四時平脈者，六脈俱帶和緩也。謂有胃氣，有胃氣曰生，無胃氣曰死。

● 第六節　息脈

一、一呼一吸者為一息也。

二、一息四至為平脈也。

三、太過不及者病脈也。

四、三遲二敗冷而危也。

五、六數七極熱生多也。

六、八脫九死十歸墓也。

七、十一十二絕魂也。

● 第七節　死脈

一、關格覆溢者死脈也。

二、兩息一至死脈也。

● 第八節　五臟遇剋之脈

一、心見沉細。

二、肝見短澀。

三、腎見遲緩。

四、肺見洪大。

五、脾見弦長。

● 第九節　五臟遇本臟所生之脈

一、心見緩。

二、肝見洪。

三、肺見沉。

四、脾見澀。

五、腎見弦。

● 第十節　男女脈之順常

一、男子順脈：左手脈常大於右手為順也。

二、女子順脈：右手脈常大於左手為順也。

三、男子常脈：尺脈常弱，寸脈常盛，是其常也。

四、女子常脈：尺脈常盛，寸脈常弱，是其常也。

按男得女脈為不足，女得男脈為不足。

● 第十一節　陰陽所屬

一、陽：左手屬陽，關前屬陽。

二、陰：右手屬陰，關後屬陰。

● 第十二節　人迎與氣口辨證

一、何謂人迎

人迎者，左手關前一分是也，故人迎以候天之六氣，風寒暑濕燥火之外感也，試列於下：

（一）浮盛則傷風也。

（二）緊盛則傷寒也。

（三）虛弱則傷暑也。

（四）沉細則傷濕也。

（五）虛數則傷熱也。

二、何謂氣口

氣口者，右手關前一分是也，故氣口以候人之七情喜怒憂思悲恐驚之內傷也，試列如下：

（一）喜者，則脈數也。

（二）怒者，則脈激也。

（三）憂者，則脈澀也。

（四）思者，則脈結也。

（五）悲者，則脈緊也。

（六）恐者，則脈沉也。

（七）驚者，則脈動也。

● 第十三節　人迎氣口互見緊盛暨大充

一、緊盛

（一）人迎脈緊盛大於氣口一倍，為外感風與寒皆屬於表，為陽也，腑也。

（二）人迎氣口俱緊盛，此為夾食傷寒為內傷外感也。

二、大充

（一）氣口脈大於人迎一倍，為傷食為勞倦，皆屬於裡，為陰也臟也。

（二）男子久病氣口充於人迎者，有胃氣也。

（三）女子久病人迎充於氣口者，有胃氣也。

（病雖重可治，反此者逆）

● 第十四節　六脈

六脈者浮沉遲數滑澀也，試述如下：

一、浮：浮者為陽在表，為風為虛也。

二、沉：沉者為陰在裡，為濕為實也。

三、遲：遲者在臟，為寒為冷為陰也。

四、數：數者在腑，為熱為燥為陽也。

五、滑：滑者血多氣少也，滑為血有餘。

六、澀：澀者氣多血少也，澀為氣濁滯。

● 第十五節　八要與八脈之對舉

一、八要者，表裡虛實寒熱邪正是也。

二、八脈者，浮沉遲數滑澀大緩是也。

（一）表：表者脈浮以別之病不在裡也。

（二）裡：裡者脈沉以別之病不在表也。

（三）虛：虛者脈澀以別之五虛也。

（四）實：實者脈滑以別之五實也。

（五）寒：寒者脈遲以別之臟腑積冷也。

（六）熱：熱者脈數以別之臟腑積熱也。

（七）邪：邪者脈大以別之外邪相干也。

（八）正：正者脈緩以別之外無邪干也。

● 第十六節　諸脈之分八類

一、浮：洪弦長散浮之類也。

二、沉：伏實短牢沉之類也。

三、遲：細小微敗遲之類也。

四、數：疾促緊急數之類也。

五、滑：動搖流利滑之類也。

六、澀：芤虛結滯澀之類也。

七、大：堅實鉤革之類也。

八、緩：濡弱柔和緩之類也。

● 第十七節　脈分七表八里九通

一、七表

七表者浮芤滑實弦緊洪是也。試列如下：

（一）浮：浮者不足舉有餘也。

（二）芤：芤者中空兩畔居也。

（三）滑：滑者如珠中有力也。

（四）實：實者偪偪與長俱也。

（五）弦：弦者如按弓弦狀也。

（六）緊：緊者牽繩轉索是也。

（七）洪：洪者按之皆極大也。

各脈之主病如下：

（一）浮為中虛芤失血也。

（二）滑吐實下分明別也。

（三）弦為拘急緊為痛也。

（四）洪大從來偏主熱也。

二、八里

八里者微沉緩澀遲伏濡弱也。試列如下：

（一）微：微者如有又如無也。

（二）沉：沉者舉無按有餘也。

（三）遲緩：遲緩息間三度至也。

（四）濡：濡者散止細仍虛也。

（五）伏：伏者切骨沉相類也。

（六）弱：弱者沉微指下圖也。

（七）澀：澀者如刀輕刮竹也。

（八）遲：遲寒緩結微為痞也。

各脈主病如下列：

（一）澀因血少沉氣滯也。

（二）伏為積聚濡不足也。

（三）弱則筋痿少精氣也。

三、九道

九道者長短虛促結代牢動細也。試列如下：

（一）長：長者流利通三部也。

（二）短：短者本部不及細也。

（三）促：促者來數急促歇也。

（四）虛：虛者遲大無力軟也。

（五）結：結者時止而遲緩也。

（六）代：代者不還真可籲也。

（七）牢：牢者如弦沉更實也。

（八）動：動者鼓動無定居也。

（九）細：細者雖有但如線也。

各脈主病列之如下：

（一）長為陽毒三焦熱也。

（二）短氣壅鬱未得倡也。

（三）促陽氣拘時兼滯也。

（四）虛為血少熱生驚也。

（五）代者氣耗細氣少也。

（六）牢氣滿急時主疼也。

（七）結主積氣悶兼痛也。

（八）動是虛勞血痢崩也。

● 第十八節　脈診六死

六死者雀啄屋漏彈石解索魚翔蝦游也。試列如下：

一、雀啄：雀啄連來三五啄也。

二、屋漏：屋漏半日一點落也。

三、彈石：彈石硬來尋即散也。

四、解索：解索搭指即散亂也。

五、魚翔：魚翔似有亦似無也。

六、蝦游：蝦游靜中跳一躍也。

● 第十九節　奇經八脈

一、何謂奇經八脈

奇經八脈者、陽維、陰維、陽蹻、陰蹻、衝脈、任脈、督脈、帶脈也。

二、奇經八脈之主病列之如下：

（一）陽維：

陽維者為病苦寒熱也。

（二）陰維：

陰維者為病苦心痛也。

（三）陽蹻：

陽蹻者為病陰緩而陽急也。

（四）陰蹻：

陰蹻者為病陽緩而陰急也。

（五）衝脈：

衝之為病氣逆而裡急也。衝脈為病用紫石英以為鎮逆。

　　小腹兩旁名曰少腹，乃衝脈之所循行。故衝脈為病，逆氣裡急。腎氣從小腹上衝如賁豚狀，宜灸中脘、關元、石門。

　　許珊林謂奇經之脈多利於肝腎，方用歸、芍、川、斷、山藥、枸杞、鹿角膠、熟地、龜板、牡蠣、寄生、小茴香、木香、防風。（煎送喝）生烏梅三錢。

　　衝脈起於氣街，挾臍而上。

　　少腹居中為衝脈，兩旁屬肝，考衝脈部位，起於氣街夾臍上行至胸中而散。足見下則少腹，上則胸脘，皆衝脈所轄之區，今衝氣逆行，衝陽逆上，胃為中樞，適受其侮，所以痛為嘈雜，為噁心諸恙俱作矣。

　　（六）督脈：

　　督之為病脊強而厥冷也。督脈貫於背脈，其一道絡於腰尻，挾脊貫腎入腦中，故督脈虛則脊不能挺，尻以代踵，脊以代頭。督脈為病，用鹿泊以為溫煦。

　　（七）任脈：

　　任之為病，其內苦結，男為七疝，女為瘕聚也。任脈為病，用龜板以為靜攝。

　　任脈起於中極之下，循腹裡上關元。

　　（八）帶脈：

　　帶之為病，腹滿腰脹，溶溶若坐水中也。帶脈橫束腰間。帶脈為病，用當歸以為宣補。

● 第二十節　脈之宜與忌

一、中風：宜遲浮，忌急實。

二、傷寒：宜洪大，忌沉細。

三、咳嗽：宜浮濡，忌沉伏。

四、腹脹：宜浮大，忌虛小。

五、下痢：宜微小，忌浮洪。

六、狂疾：宜實大，忌沉細。

七、霍亂：宜浮洪，忌微遲。

八、消渴：宜數大，忌虛小。

九、水氣：宜浮大，忌沉細。

十、鼻衄：宜浮細，忌浮大。

十一、心腹疼痛：宜沉細，忌浮大。

十二、上氣浮腫：宜浮滑，忌微細。

十三、頭痛：宜浮滑，忌短澀。

十四、喘急：宜浮滑，忌澀脈。

十五、唾血：宜沉弱，忌實大。

十六、金瘡：宜微細，忌緊數。

十七、中惡：宜緊細，忌浮大。

十八、中毒：宜數大，忌微細。

十九、吐血：宜沉小，忌實大。

二十、腸澼：宜沉遲，忌數疾。

二十一、內傷：宜弦緊，忌小弱。

二十二、風痺：宜虛濡，忌緊急。

二十三、溫病：發熱，忌微小。

二十四、腹中有積：忌虛弱。

二十五、病熱：忌脈靜。

二十六、病泄：忌脈大。

二十七、翻胃：宜浮緩，忌沉澀。

二十八、咳逆：宜浮緩，忌弦急。

二十九、諸氣：宜浮緊，忌虛弱。

三　十、痞滿：宜滑脈，忌澀脈。

三十一、婦人帶下：宜遲滑，忌虛浮。

三十二、婦人妊娠：宜洪大，忌沉細。

三十三、婦已產：宜小實，忌虛浮。

三十四、病閉目不欲見人者：宜強急而長，忌浮短而澀。

三十五、病開目而渴心下牢者：宜緊實而數，忌澀澀而微。

三十六、病吐血復衄血者：宜沉細，忌浮大而牢。

三十七、病譫言妄語身當有熱：宜洪大，忌手足厥逆，脈細而微。

三十八、病大腹而泄者：宜微細而澀，忌緊大而滑。

● 第二十一節　產婦之診察

一、產婦面赤舌青：母活子死也。

二、面青舌赤沫出：母死子活也。

三、唇口俱青：子母俱死也。

● 第二十二節　內虛與婦女勞虛之脈

一、內虛：人病脈不病者名內虛也。

二、婦女勞虛：右寸數者危也。

● 第二十三節　死證

一、魚口氣急者死也。

二、循衣摸床者死也。

三、口臭不可近者死也。

四、面腫色蒼黑者死也。

五、發直如麻者死也。

六、遺尿不知者死也。

七、舌捲卵縮者死也。

八、眼目直視者死也。

九、面無光者、牙根黑者死也。

十、汗出身體不涼者死也。

十一、頭面痛卒視無所見者死也。

十二、黑色入耳目鼻漸入口者死也。

十三、溫病大熱脈細小者死也。

十四、溫病汗出不至足者死也。

十五、瘦脫形發熱脈緊急者死也。

｜第六章　諸病主藥之表解｜

類別	病名	主藥	藥解
風類	中風卒倒不語	皂角 細辛	味辛，通利關竅，敷腫消痛，吐風痰妙 辛溫，少陰頭痛，利竅通關，風濕皆用
	諸風	防風 羌活	甘溫、能除頭暈，骨節痺痛，諸風口禁 微溫，卻風除濕，身痛頭痛，舒筋活骨
	手足搐搦	防風 羌活	見本類，性達經脈與麻黃清輕直走皮毛不同。
	破傷風	南星	性熱，能治風痰，破傷強直，風搐自安
		防風	見本類
	口眼	防風 羌活	見本類防羌用於直中者宜類中必旨
	喎斜	竹瀝	味甘，陰虛痰火，汗熱渴煩，咳如開鎖
	左癱	川芎 當歸	味溫，能止頭痛，養新生血，開鬱上行 甘溫，生血補心，扶虛補損，逐瘀生新
	右瘓	人參 白朮	味甘，大補元氣，止渴生津，調榮養衛 甘溫，健脾強胃，止瀉除濕，兼去痰痞
汗類	發汗	麻黃 桂枝	味辛，解表出汗，身熱頭痛，風寒發散 小梗，橫行手臂，止汗舒筋，治手足痺
	久汗不出	紫蘇 青皮	味辛，風寒能表，梗下諸風，消除脹痛 苦寒，能攻氣滯，削堅平肝，安脾下食
	止汗	枝藥 桂芍	見前。 酸寒，能收能補，瀉痢腹疼，虛寒勿與。
	虛汗	黃耆 白朮	性溫，收汗固表，托瘡生肌，氣虛莫少 見風類
熱類	表熱	柴胡	味苦，能瀉肝火，寒熱往來，瘧疾均可
	黑秋	黃連 黃芩	味苦，瀉心除瘧，清熱明眸，厚腸止痢 苦寒，枯瀉肺火，子清大腸，濕熱皆可
	大熱譫語	黃連黃柏 黃芩梔子	苦寒，降火滋陰，骨蒸濕熱，下血堪任 性寒，解鬱降煩，吐血胃痛，火降小便

不眠類	不眠	竹茹 枳實	止嘔，能除寒痰，胃熱咳減，不寐安歇 味苦，消食除痞，破積化痰，衝牆倒壁
	鼻乾 不得眠	葛根 芍藥	味甘，傷寒發表，溫瘧往來， 止渴解酒見汗類
	不寐	酸棗仁	味酸，斂肝驅煩，多眠用生，不眠用炒
瀉火類	瀉心火	黃連	見斂熱類
	瀉肺火	黃芩	見熱類
	瀉脾火	芍藥	見不眠類
	瀉胃火	石膏	大寒，能瀉胃火，發渴頭痛，解肌立妥
	瀉肝火	柴胡	見熱類
	瀉腎火	知母	味苦，熱渴能除，骨蒸有汗，痰咳皆舒
	瀉膀胱火	黃柏	苦寒，降火滋陰，骨蒸濕熱，下血堪任
	瀉小腸火	木通	性寒，小腸熱閉，利竅通經，最能導滯
	瀉曲屈火	梔子	性寒，解鬱降煩，吐衄胃痛，火降小便
	瀉無根火	玄參	苦寒，清無根火，消腫骨蒸，補腎即可
諸積類	消食積	神麴 麥芽	味甘，開胃消食，破結逐痰，調中下氣 甘溫，能消宿食，心腹膨脹，破血散滯
	消肉積	山楂 草果	味甘，消磨肉食，療病催瘡，消膨健胃 味辛，消食除脹，截瘧逐痰，解溫辟瘴
	消酒積	黃連乾 葛烏梅	見熱類 酸濕，收斂肺氣，止渴生津，能安瀉痢
	消冷積	巴豆	性熱，除胃寒積，破症消痰，大能通痢
	消熱積	大黃	苦寒，破血消瘀，快隔通腸，破除積聚
	積聚	三棱 莪朮	味苦，利血消癖，氣滯作痛，虛者當忌 溫苦，善破疹癖，止渴消瘀，通經最宜
	積在左	桃仁 紅花	甘寒，能潤大腸，通經破瘀，血痕堪嘗 辛溫，最消瘀血，多則通經，少則養血
	積在右	香附 枳實	味甘，快氣通鬱，止痛調經，更消宿食 見不眠類
	積在中	半夏	味辛，健脾燥濕，痰厥頭痛，嗽嘔堪人

痰類	痰氣 壅盛	南星 木香	性熱，能治風痰，破傷跌打，風搐皆安 微溫，散滯和胃，諸風能調，行肝瀉肺
	結痰	瓜蔞 貝母 枳實	二寒，寧嗽化痰，傷寒結胸，解渴止煩 味苦，熱渴能除，骨蒸有汗，痰咳皆舒 見諸積類
	濕痰	半夏 茯苓	見諸積類 味淡，滲濕利竅，白化痰涎，赤通水道
	風痰	白附子 南星	辛溫，治面百病，血痺風瘡，中風諸證 見前款
	痰在四 肢經絡	竹瀝 薑汁	味甘，除虛痰火，汗熱渴煩，效如開鎖 性溫，通暢神明，痰咳嘔吐，開胃極靈
	痰在 兩脅	白芥子	辛，專化脅痰，瘰蒸痞塊，服之能安
	老痰	海石	體質輕浮，化痰火瘰瘤，清金利咳，鹹 寒潤下，治濁淋積塊，摩翁開光
咳嗽類	肺寒 咳嗽	麻黃 杏仁	性辛，解表出汗，身熱頭疼，風寒發散 溫苦，風寒喘嗽，大腸氣閉，便難功要
	肺熱 咳嗽	黃連 桑白皮	見熱類 甘辛，止咳定喘，瀉肺火邪，其功不小
	咳嗽 日久	款冬花 五味子	甘溫，理肺清痰，肺癰喘咳，補勞除煩 酸溫，生津止渴，久咳虛勞，金水枯竭
	痊熱痰 嗽聲嘶	竹瀝 童便	見痰類 味涼，打撲瘀血，虛勞骨蒸，熱咳尤捷
瘧疾類	瘧疾 新者	常山	苦寒，截瘧損痰，解傷寒熱，水脹能寬
	瘧疾久者	白豆蔻	辛溫，能除障瞖，益氣調元，止嘔翻胃
痢疾類	初痢	大黃	苦寒，破血消癖，快隔通腸，破除積聚
	痢屬熱 積氣滯	黃連 枳殼	見熱類 微溫，快氣寬腸，胸中氣結，脹滿堪嘗 裡急
	裡急 後重	木香 檳榔	微溫，散滯和胃，諸氣能調，行肝瀉肺 辛溫，破氣殺蟲，祛痰逐水，專除後重

	久痢白	白朮 茯苓	甘溫，健脾強胃，止瀉除濕，兼袪痰癖 味淡，滲濕利竅，白化痰涎，赤通水道
	久痢赤	當歸 川芎	甘溫，生血補心，扶虛補損，逐癖生新 味溫，能止頭疼，養新生血，開鬱上行
	赤白痢	茯苓	見久痢白
泄瀉類	泄瀉	白朮 茯苓	見赤白痢類
	水瀉	滑石	沉寒，滑能利竅，解渴除煩，濕熱可療
	久瀉	訶子月 豆落	味苦，澀腸止痢，痰咳喘急，降火斂肺 （或加柴胡、升麻升提之）見瘧疾類
補類	補陽	黃耆 附子	見汗類 辛熱，性走不守，四肢厥冷，回陽功有
	補陰	當歸 熟地	見痢疾類 微溫，滋腎補血，益髓填精，烏髭黑髮
血類	補血	當歸 生地	見痢疾類 微寒，能清濕熱，骨蒸煩勞，兼清瘀血
	補癖血	歸尾 桃仁	見補類 見諸積類
	暴吐血	大黃 桃仁	見諸積類 見諸積類
	久吐血	當歸 川芎	見風類 見風類
	衄血	枯黃芩 芍藥	見瀉火類 見瀉火類
	止血	京墨 韭汁	味辛，吐衄下血，產後崩中，止血甚捷 味辛溫，去除胃熱，汁清癖血，予醫夢泄
	溺血	梔子 木通	見熱類 性寒，小腸熱閉，利竅通經，最能導滯
	便血	槐花 地榆	味苦，痔漏腸風，大腸熱痢，更殺魷蟲 沉寒，血熱堪用，血痢帶崩，金瘡止痛

氣類	提氣	升麻 桔梗	味寒，清胃解毒，升提下陷，牙疼可逐 味苦，療咽腫痛，載藥上升，開胸利奎
	補氣	黃耆 人參	見汗類 見風類
	氣喘	蘇子 桑白皮	味辛，祛痰降氣，止咳定喘，更潤心肺 見咳嗽類
	順氣	烏藥 香附	辛溫，心腹脹痛，小便滑數，順氣通用 見諸積類
	六鬱	蒼朮 香附	甘溫，健脾燥濕，發汗寬中，更去瘴疫 見諸積類
麻木類	麻者為氣虛	黃耆 人參	見汗類 見風類
	木者為濕痰死血	蒼朮 半夏 桃仁	見氣類 見諸積類 見諸積類
覷瞻類	癲屬心	當歸	見風類
	狂屬肝	黃連	見熱類
	病症	南星 半夏	見風類 見諸積類
	怔腫驚悸	茯神 遠志	補心，善鎮驚悸，恍惚健忘，除怒患心 氣溫，能毆驚悸，安神鎮心，令人多記
	發狂大便實	大黃 芒硝	見諸積類 苦寒，實熱積聚，蠲痰潤燥，疏通便秘
頭類	頭左痛	川芎 當歸	風痢疾類 見風類
	頭右痛	人參 黃耆	味甘，大補元氣，止渴生津，調榮養衛 性溫，收汗固表，托瘡生肌，氣虛莫少
	頭風痛	藁本 白芷	氣溫，除頭巔頂，塞濕可袪，風邪可屏 辛溫，陽明頭痛，風熱痘癢，排膿通用
	頭諸痛	蔓荊子	味苦，頭痛能醫，拘攣濕庫，淚眼堪除
	傷寒頭痛	羌活 川芎	見風類 見痢疾類

	眩暈	川芎	見痢疾類
		天麻	味辛，能祛頭眩，小兒驚癇，拘攣癱瘓
耳類	耳鳴	當歸	見風類
		龍膽	苦寒，療眼赤疼，下焦濕腫，肝經熱煩
		蘆薈	氣寒，殺蟲消瘡，癲病驚搐，服之立安
	鼻中生瘡	黃芩	見瀉火類
	鼻寒聲重	防風	見風類
		荊芥	味辛，能清頭目，表汗祛風，治瘡消瘀
眼類	鼻淵	辛夷仁	味辛，鼻寒流涕，香臭不聞，通竅之劑
	眼腫	大黃	見痢疾類
		荊芥	見鼻類
	眼中雲翳	白豆寇	見瘧疾類
	翳障	蒺藜	味苦，療瘡瘙癢，白瘢頭瘡，黶除目朗
		木賊	味甘，益肝退翳，能止月經，更消積聚
	內障昏暗	熟地黃	微溫，滋腎補血，益髓填精，烏鬚黑髮
牙舌咽肺類	牙痛	石膏	見瀉火類
		升麻	見氣類
	口舌生瘡	黃連	見熱類
	咽喉腫痛	桔梗	見氣類
		甘草	甘溫，調和諸藥，灸則溫中，生則瀉火
	肺癰肺痿	薏苡仁	味甘，專除濕痹，筋節拘攣，肺癰肺痰
胸腹類	胸膈膨悶	桔梗	見氣類
		枳殼	見痢疾類
	心下痞悶	積實	見諸積類
		黃連	見熱類
	懊憹	梔子	見熱類
		豆豉	寒能除懊憹傷寒頭痛，兼理瘴氣

胸腹類	嘈雜	薑炒黃連	見熱類
		炒梔子	見熱類
	痞滿	枳實	見諸積類
		黃連	見熱類
	脹滿	大腹皮	微溫，能下隔氣，安胃健脾，浮腫消去
		厚朴	苦溫，消脹除滿，痰氣瀉痢，其功不緩
	腹痛	芍藥	見瀉火類
		甘草	見牙舌咽肺類
	腹冷痛	吳茱萸	辛熱，能調病氣，臍腹寒痛，酸水能治
		良薑	性熱，下氣溫中，轉筋霍亂，酒食能攻
	心胃痛	炒梔子	見熱類
	寬中	砂仁	性溫，養胃進食，止痛安胎，通經破滯
		枳實	見諸積類
諸痛類	止諸痛	乳香	辛苦，療諸惡瘡，生肌止痛，心腹尤良
		沒藥	溫平，治瘡止痛，跌打損傷，破血通用
	腰痛	杜仲	辛溫，強筋壯骨，足痛腰疼，小便淋漓
		破故紙	溫，腰膝痛酸，興陽固精，鹽酒炒用
	脅痛	白芥子	見痰類
		青皮	見風類
	手臂痛	薄荷	味辛，最清頭目，祛風化痰，骨蒸宜服
		羌活	見風類
	肢節痛	羌活	見風類
	遍身痛	蒼朮	見氣類
		羌活	見風類
	諸痛在上者	桔梗	見氣類
		羌活	見風類
		桂枝	見汗類
		威靈仙	苦溫，腰肚冷痛，消痰痃癖，風濕皆用
	在下者屬濕	牛膝	見虛弱類
		木通	見瀉火類
		防己	氣寒，風濕腳痛，熱積膀胱，消癰散腫
		柏黃	見瀉火類

虛弱類	虛煩	竹葉 石膏 竹茹	味甘，退熱安眠，化痰定喘，止咳消煩 見瀉火類 止嘔，能除寒痰，胃熱咳噦，不寐安歇
	下元 虛弱	牛膝 木瓜	味甘，除濕痹瘓，腰膝痠痛，小便淋漓 味酸，濕腫腳氣，霍亂轉筋，足膝無力
	痿躄	人參 黃耆	見風類 見汗類
	疝氣	小茴 川楝子	性溫，能除疝氣，腹痛腰痛，調中養胃 味苦，膀胱疝氣，中濕傷寒，利水之劑
	遺精	龍骨 牡蠣	味甘，夢遺精泄，崩帶腸癖，驚病風熱 微寒，澀精止汗，崩帶脅痛，老痰袪散
	內傷 元氣	參耆 甘草	人參見風類。黃耆見汗類 見咽喉類
	脾胃 虛弱	白朮 山藥	見瀉泄類 甘溫，理脾止瀉，益腎補中，諸虛何怕
	健忘	遠志 石菖蒲	氣溫，能毆驚悸，安神鎮心，令人多記 性溫，開心利竅，去痹除風，出聲至妙
二便類	大便閉	大黃 芒硝	見諸積類 見癲狂類
	小便閉	木通 車前子	見瀉火類 氣寒，溺澀眼赤，小便能通，大便能實
婦科類	婦人 諸病 腹痛	香附 吳茱萸 香附	見諸積類 見胸腹類 見諸積類
	經閉	桃仁 紅花	甘寒，能潤大腸，通經破瘀，血瘕堪嘗 見諸積類
	血崩	炒蒲黃	味甘，逐瘀止崩，補血須炒，破血宜生
	帶下	炒乾薑	味辛，表解風寒，炮黃逐冷，虛熱尤堪
	安胎	條芩 白芍	見熱類 見瀉火類
	產後 虛熱	炒黑乾薑	見婦科類

	產後惡露不行	益母草	甘，女科為主，產後胎前，生新去瘀
	難產	川芎 當歸	見痢疾類 見痢疾類
	乳汁不通	穿山甲	見瘡類
	吹乳	白芷 貝母	見頭類 見痰類
兒科類	小兒瘡積	蘆薈 蓬朮	見耳類 見諸積類
	小兒驚風	硃砂	味甘，鎮心養神，驅邪殺鬼，定魄安魂
瘡類	痔瘡	黃連 槐角	見熱類 味苦，陰瘡濕癢，五痔腫疼，止涎極莘
	發背	槐花	味苦，痔漏腸風，大腸熱痢，更殺蚘蟲
	惡瘡	貝母	見痰類
	魚口	川牛膝 川山甲	見諸痛類 見婦科類
	臁瘡	輕粉 黃柏	性燥，外科要藥，楊梅諸瘡，殺蟲可托
	癰疽	金銀花	甘，療癰無對，未成則散，已成則潰
	疔瘡	白礬	味酸，善解諸毒，治症多能，難以盡述
	疳瘡	五倍子	苦酸，療齒疳慝，痔湧瘡膿，兼除風熱
	杖瘡跌傷	童便 好酒	見咳嗽類 酒通血脈，消愁遣興，少飲壯神，過則傷命
	疥瘡	白礬 硫黃	味酸，善解諸毒，治症多能，難以盡述 性熱，掃除疥瘡，壯陽逐冷，寒邪敢當
	諸瘡腫毒	連翹 牛蒡子	苦寒，能消癰毒，氣聚血瘀，濕熱堪逐 辛，能除瘡毒，癮疹風熱，咽疼可逐
	癲狗咬傷	斑蝥	有毒，破血通經，諸瘡瘰癧，水道能行

	楊梅	土茯苓 （一名仙 遺糧）	利濕，分消皆胃邪留下部，舒筋定痛，多因毒伏經中，以能制輕粉之留邪入胃通肝及腎，故為治下疳之良劑，性平味淡而甘，可助土以強脾，藉遺糧而當穀
	便毒	穿山甲 土鱉子	見魚口 甘溫，能追瘡毒，乳癰腰疼，消腫最速
	敗膿不去	白芷	見頭類
	諸毒初起	艾火 灸之	
瘡 類	中砒毒	豆豉 蚯蚓	見胸腹類 氣寒，傷寒溫病，大熱狂言，投之立應
	蛇咬傷	白芷	見頭類
	諸骨 哽喉	狗涎 頻服	
	湯燙 火燒	白礬 大黃	味酸，善解諸毒，治症多能，難以盡述 見痢疾類
	犬咬傷	杏仁 甘草	見咳嗽類 見牙舌咽肺類
	中諸毒	香油灌	
	癜風	蜜陀僧	鹹，止痢醫痔，能除白癜，諸瘡可治
	脫肛	升麻 柴胡	見氣類 見瀉火類
	結核 瘰癧	夏枯草	苦，瘰癧癭瘤，破癥散結，濕痹能瘳
	發斑	玄參 升麻	見瀉火類 性寒，清胃解毒，升提下陷，牙痛可逐
消 渴 生 津 類	消渴	開花粉	寒，止渴祛煩，排膿消毒，善除熱痰
	生津液	人參 五味 麥冬	見風類 見咳嗽類 甘寒，解渴祛煩，補心清肺，虛熱自安
	發渴	石膏 知母	見瀉火類 見瀉火類

濕類	中濕	蒼朮 白朮	甘溫，健脾燥濕，發汗寬中，更袪瘴疫 見痢疾類
	腳氣 濕熱	蒼朮 黃柏	見中濕 見火類
寒類	中寒 陰證	附子 乾薑	見補類 見婦科類
暑類	中暑	香薷 扁豆	味辛，傷暑便澀，霍亂水腫，除煩解熱 微涼，轉筋吐瀉，下氣和中，酒毒能化
	霍亂	藿香 半夏	辛溫，能止嘔吐，發散風寒，霍亂為主 味辛，健脾燥濕，痰瘻頭痛，嗽吐堪入
嘔逆類	嘔吐	薑汁 半夏	見痰類 見諸積類
	咳逆	柿蒂	平呢除寒，按柿蒂苦溫性降入胃腑，治 呃逆之因於寒者有收束之意也。古方單 用柿蒂煮汁飲之，取其苦溫能降逆氣也
	吞酸	蒼朮 神麴	見濕類 味甘，開胃進食，破結逐痰，調中下氣
黃類	發黃 黃疸	茵陳 梔子	味苦，退疸除黃，瀉濕利水，清熱為涼 性寒，枯瀉解鬱，降煩，吐衄胃痛，大 降小便
		茵陳	見上
水腫類	水腫	豬苓 澤瀉	味淡，利水通淋，消腫除濕，多服損腎 苦寒，消腫止渴，除濕通陰，汗自遏
半身不遂類	半身 不遂	何首烏 川草烏	甘，添精種子，黑髮悅顏，陰興陽起 大熱，搜風入骨，濕痹寒疼，破積之物

● 第一節　論病有對待，藥亦有對待

有熱病即有寒病，有濕病即有燥病，以及表裡虛實，莫不對待。

故無論何病，皆有寒熱燥實表裡之異。執一書而謂道盡於是，執一方而謂治無他法者，未能透徹至理者也。是以用藥之誤，每誤於病狀相同。同一肝風抽搐也，而虛甚與熱極異。同一肺癆咳嗽也，而濕甚與火灼異。同一胃虛不食也，而陽虧與陰虧異。同一腹滯作痛也，而寒鬱與熱鬱異。以及血有寒瘀熱瘀。便有陽秘陰秘。諸如此類，不勝枚舉，何以辨之，亦先辨諸體氣而已。曾論人生體氣，實分四種，已載前篇。蓋天地之氣，不外寒熱燥濕，即人身應之，亦不外濕熱、燥熱、寒濕、寒燥四種，既有是病，亦有是藥，病皆對待，藥亦皆對待。

一、解表：有辛溫解表之荊、防，即有辛涼解表之前、蒡。

二、重鎮：有甘溫重鎮之紫石英，即有甘寒重鎮之代赭石。

三、疏氣：有溫疏氣之木香、荳蔻，即有涼疏氣之鬱金（辛苦而寒）、香附（辛苦氣溫）。

四、降氣：有溫降氣之蘇子沉香（諸香皆燥，唯蘇子獨潤，為虛勞咳嗽要藥，性能下氣，胸膈不寧）、沉香，辛溫（其烈肺脾腎氣分藥），即有涼降氣之白前（白前色白，性寒，長於降氣）、兜鈴。

五、補血：有溫補血之當歸、炙草，即有涼補血之生

地、白芍。

　　六、破瘀：有溫破瘀之桃仁、紅花，即有涼破瘀之夜明砂（夜明砂辛苦鹹寒，入肝破血消滯）、生卷柏（卷柏甘苦而寒，芳香而燥）。

　　七、噎膈：有寒症噎膈之高良薑（高良薑辛大溫無毒，子名紅荳蔻、縮砂仁），即有熱症噎膈之青竹茹、代赭石。

　　八、水腫：有涼消水腫之防己（防己辛苦而寒木防偏於治上治風，漢防己入下焦，瀉膀胱血分濕熱）、赤小豆（甘酸而平，消水行血），即有溫消水腫之椒目（椒目色黑味苦，入腎活水）、杉木片（杉木辛溫，開發心脹腹滿，腳氣腫痛）。

　　九、殺蟲：有寒殺蟲之蕪荑（蕪荑辛平無毒，去三蟲化食）、苦楝，即有溫殺蟲之榧子（榧子肺家果也，性溫散氣，故能去腹中邪氣，三蟲諸瘍）、川椒。

　　十、成痺：有寒濕成痺之蒼朮、薑黃，即有濕熱成痺之萆薢列舉（萆薢性溫，直趨膀胱，溫補下焦，患淋濁妾）忌防己。薑黃，辛少苦多，熱不冷，片薑黃能入手臂治痛兼理血中之氣。

　　十一、子宮：蛇床，主婦人膾中腫痛有子宮寒冷之蛇床、續斷：苦微溫，久服暖子宮，即有子宮瘀熱之諸膩、槐實（槐實益腎清火，與黃柏同類異治）。

　　十二、疝氣：有寒濕疝氣之小茴香、天香藤（天香藤苦溫疏氣活血，治風勞腹痛妊娠水腫。集效方天仙藤一兩，好酒一盞，煎半盞服之，治疝氣作痛神效），即有溫

熱疝氣之川楝子、海蛤粉。

十三、消渴：有熱症消渴之天花粉、地骨皮，即有寒證消渴之枸杞子，原蠶茵。蠶味辛鹹，性溫屬火治消渴證或取蠶之食不飲耳。

十四、食滯：有溫消食滯之神麴、山楂炭，即有涼消食滯之蕎麥粉、荸芥粉，山楂味酸甘氣治肝脾血分等。

十五、便秘：有寒通大便之蘆薈珠砂丸，即有溫通大便之半夏、硫黃丸，有潤通大便之鬱李仁、海松子，即有燥通大便之皂莢實、丁香柄。蘆薈除邪退熱能潤下，性味苦寒，明日涼肝可殺石消除疳積。海松子甘潤益肺，清心止咳潤腸兼麻仁、柏子之功，溫中益陰之效，心肺燥痰乾咳之良藥，鬱李仁辛平無毒。

● 第二節　專主一證之要藥

一、腰痛：如肝腎虛寒，腰痛用杜仲。肝腎虛熱腰痛，用女貞。

二、膀胱：膀胱氣寒不化，溺閉用肉桂，膀胱氣熱不化溺閉，用知母。知母苦甘寒無毒，下則潤腎，燥而滋陰，上則清肺熱。

三、脊痛：陽虛勞損脊痛，用鹿角膠，陰虛勞損脊痛用豬脊髓。

四、乳癰：涼消乳癰用蒲公英。溫消乳癰用橘葉汁。

五、勞蟲：涼殺勞蟲用明目砂，溫殺勞蟲用水獺肝。

六、肝風：涼定肝風用羚角，溫定肝風用肉桂。

七、內風：涼散內風用嫩鉤藤，溫散內風用明天麻。

八、**鬱疹**：熱鬱發疹，用蟬衣、牛蒡。寒鬱發疹用檉柳（檉柳俗名西河柳，獨入陽明，其功專發痲疹）棉紗。

九、**嘔吐**：熱體嘔吐，用竹茹、蘆根，寒體嘔吐用丁香、柿蒂。

十、**流涎**：胃熱流涎用子芩，脾寒流涎用丁香、柿蒂，脾寒流涎用益智。

十一、**眩暈**：陰虛眩暈用菊花、黑芝麻，陽虛眩暈用山茱萸、鹿角霜。滋肝木之陰，降心包之火。黑芝麻填髓腦。

十二、**腳氣**：濕熱腳氣用防己、赤小豆，寒濕腳氣用檳榔、杉木片。

十三、**脅痛**：熱鬱脅痛，用廣鬱金、川楝子，寒鬱脅痛用歸橫鬚、蘇子霜。

十四、**陽痿**：虛寒陽痿用陽起石、鹿茸。虛熱陽痿用女真實、石斛。

十五、**嗜臥**：熱體肝火鬱胃，睏倦嗜臥用生地、青黛。寒體脾濕自困睏倦嗜臥用香芷、蒼朮。

十六、**痰病**：

（一）濕熱為痰用黃芩、膽南星。

（二）燥熱為痰用花粉、竹瀝。

（三）寒濕有痰用陳皮、半夏。

（四）寒燥有痰用薑汁、白芥。

十七、**腎病**：

（一）腎經濕熱用黃柏、知母。

（二）腎經寒濕用茴香、附子。

（三）腎經燥熱用龜板、黑豆。

（四）腎經寒燥用蓯蓉、胡桃。

試舉一證一臟為例，餘可類推，誠能自儆知一不知二之弊。庶幾同一肝燥不致以治寒燥之枸杞、當歸，誤治溫燥。同一胃濕不致以治寒濕之草果、肉蔻，誤治濕熱乎。庶幾熱體胎動之黃芩、苧麻根，寒體之艾葉、杜仲。熱體邪迷之硃砂、白薇，寒體邪迷之龍齒、雄黃。熱體遺精之牡蠣、決明，寒體遺精之桑螵、益智。熱體崩漏之側柏、薊根，寒體崩漏之烏賊、禹糧。熱體通絡之絲瓜絡、竹瀝，寒體通絡之白芥、乳香。熱體肺虛之沙參，寒體肺虛之人參。熱體心液虧之柏子仁、麥冬心，寒體心液虧之龍眼肉炒棗仁，均不致混用乎。唯是此篇所舉，皆寒熱對待者，燥濕未備也。攻補升降、滑澀、散斂、通塞更未及也。皆不可以混用者也。何可依稀彷彿，抄襲成篇，反咎方之無效也哉。

以上係辨體質以察病因，就病因而再用藥，實治病總訣。

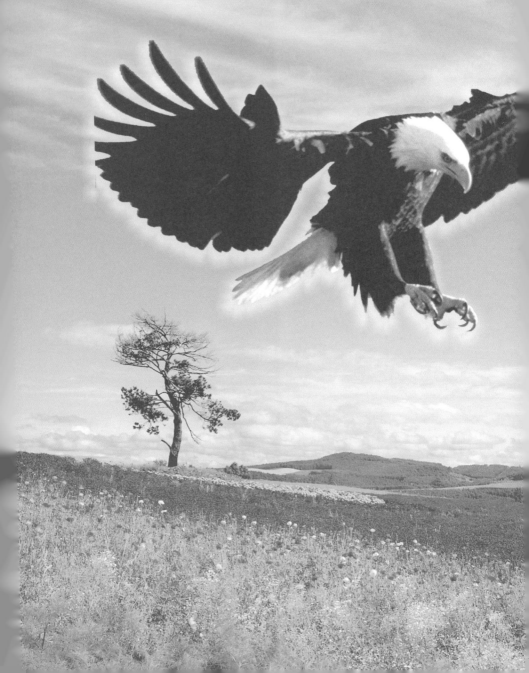
大展好書　好書大展
品嘗好書　冠群可期

大展好書　好書大展
品嘗好書　冠群可期